W0259360

Untersuchungen

über

Sehnervenveränderungen bei Arteriosclerose

von

Dr. Reinhard Otto,
Oberarzt an der Irrenanstalt Herzberge der Stadt Berlin zu Lichtenberg.

Mit vier Tafeln in Lichtdruck nach Mikrophotogrammen.

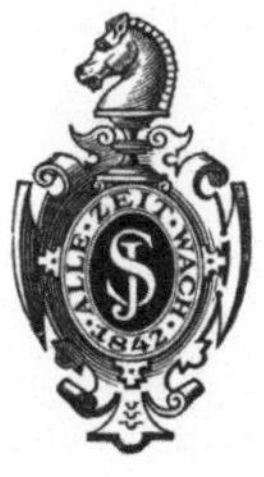

Springer-Verlag Berlin Heidelberg GmbH 1893

ISBN 978-3-662-31793-8 ISBN 978-3-662-32619-0 (eBook)
DOI 10.1007/978-3-662-32619-0

Vorwort.

Die in der nachfolgenden Arbeit niedergelegten Untersuchungen, welche ich in den letzten Jahren auf Grund des Krankenmaterials der Dalldorfer Männer-Siechenabteilung zu machen in der Lage war, haben den Zweck, die Veränderungen der Sehnerven bei Arteriosclerose der benachbarten Gefässe in der Gegend des Foramen opticum, sowie die Art und Weise ihrer Entstehung festzustellen. Die weiteren Folgen derartiger Veränderungen zu ermitteln, war mit Rücksicht auf die Art des Materials, besonders nach der functionellen Seite hin, nur in beschränktem Umfange möglich. Es dürften daher die nachfolgenden Untersuchungsergebnisse hauptsächlich dazu beitragen, auf pathologisch - anatomischem Gebiete bestehende Lücken ausfüllen zu helfen.

Für die Anregung zu den vorliegenden Untersuchungen und deren Förderung, sowie für Überlassung des Materials habe ich ganz besonderen Dank meinem verehrten Chef Herrn Prof. Dr. Moeli abzustatten. Nächstdem bin ich meinem Freund Herrn Privatdocent Dr. Hoeltzke für die ophthalmoskopischen Untersuchungen zu grossem Danke verpflichtet. Gleichzeitig ist es mir auch eine angenehme Pflicht, hier den Herren Professor Dr. Uhthoff und Professor Dr. Siemerling, sowie den Collegen Herren Dr. Weber, Dr. Rust, Dr. Boedeker und Dr. Gudden für ihre freundliche Unterstützung und Theilnahme meinen Dank abzustatten.

Lichtenberg bei Berlin, im Juni 1893.

Der Verfasser.

Inhaltsverzeichnis.

Einleitung.

Sehnervenveränderungen im Anschluss an Arteriosclerose der benachbarten Gefässe (Carotis interna und Arteria ophthalmica) sind nicht gerade selten. Auf der Siechenabteilung der Dalldorfer Irrenanstalt kamen in dem Zeitraum von etwa zwei Jahren sämtliche dieser Arbeit zu Grunde liegenden Fälle von zum Teil erheblichen Sehnervenveränderungen bei Arteriosclerose zur Beobachtung und Section. Es wurden auch schon, bevor genauere Untersuchungen begannen, öfter ähnliche Befunde bei den Sectionen festgestellt und häuften sich bis heute immer mehr, nachdem man einmal fortfuhr, die in Frage kommenden Gebiete der Schädelbasis und des Sehnerven regelmässig bei den Sectionen genauer zu untersuchen. Um so befremdender muss es sein, dass über Sehnervenveränderungen bei Erkrankung der benachbarten Gefässe der Basis und über die Art des Zusammenhanges zwischen den Gefäss- und Nervenveränderungen in der Litteratur so wenig zu finden ist. Es sind daselbst nur vereinzelte casuistische Mitteilungen vorhanden; eingehendere Untersuchungen an einem grösseren Material fehlen vollständig. Andererseits lässt es sich nicht leugnen, dass vom Standpunkt des Ophthalmologen und nicht minder des Neurologen aus eine genauere Betrachtung der genannten Verhältnisse wünschenswert erscheint. Ich habe deshalb besonders auf die Anregung des Herrn Professor Dr. Moeli vom Frühjahr 1890 bis Sommer 1892 hauptsächlich an der Männer-Siechenabteilung einschlägige Fälle von Arterienerkrankung mit und ohne makroskopische Veränderungen der Sehnerven gesammelt und weiterhin in verschiedener Ausdehnung mikroskopisch untersucht. Leider war es in der Mehrzahl dieser Fälle, welche abgesehen von mannigfaltigen psychischen Krankheitsbildern auch noch vielfach nervöse und sonstige somatische Störungen darboten, wegen grosser Demenz oder Unruhe, Cataract, Leucom u. s. w. nicht möglich, eine genaue functionelle Prüfung resp. Augenspiegeluntersuchung vorzunehmen. Auch gelang es mir bis jetzt noch nicht, ein genügendes Sectionsmaterial von möglichst reinen Fällen der Arteriosclerose ohne Complicationen mit Alkoholismus, Tabes, Paralyse nach vorheriger genauer functioneller Prüfung und ophthalmoskopischer Untersuchung zusammenzubringen.

Die ophthalmologischen Untersuchungen wurden, soweit es möglich war, von dem Privatdocenten Herrn Dr. Höltzke vorgenommen mit Ausnahme weniger Fälle, deren Befund Herr Professor Dr. Uhthoff festgestellt hat.

Im Ganzen wurden in 20 Fällen von Gefässerkrankung im Gebiete der Carotis interna die Sehnerven mikroskopisch untersucht, und es konnte in den meisten Fällen eine bestimmte Art von Sehnervenveränderung als in einem bestimmten Zusammenhang mit der Gefässerkrankung stehend nachgewiesen werden. Ein weiterer Fall dürfte sich in der Deutung aus unten zu entwickelnden Gründen den genannten Fällen anschliessen. Ausserdem kamen noch drei Fälle zur Untersuchung, in denen sich makroskopisch ähnliche Sehnervenveränderungen zeigten, wie bei der Gefässerkrankung, ohne dass jedoch eine solche in dem betreffenden Abschnitt der Carotis interna bestand. Es handelte sich hierbei um angeborene Eigentümlichkeiten der Sehnerven, und es muss gleich bemerkt werden, dass auch in den ersten 21 Fällen neben den durch die Gefässerkrankung bedingten Veränderungen sich hier und da angeborene Unregelmässigkeiten vorfanden. Dieselben betrafen überall ganz wesentlich die Form des Sehnerven, und zwar bestanden sie in Einbuchtungen und Kerbungen desselben. Wegen der äusseren Ähnlichkeit, welche sie mit den bei Gefässerkrankung vorkommenden Formveränderungen des Sehnerven hatten, wurde auch hier eine genaue mikroskopische Untersuchung vorgenommen.

Ehe ich zur Litteratur der Sehnervenveränderungen bei Arteriosclerose der benachbarten Gefässe übergehe, muss ich einige allgemeine Bemerkungen über das Vorkommen von Formveränderungen des Sehnerven und diesbezügliche Beobachtungen anderer Forscher vorausschicken. Der Sehnerv hat mitunter in Folge entwicklungsgeschichtlicher Verhältnisse[1]) „beim Menschen und beim Säugetier vom Foramen opticum abwärts eine Rinne, sieht auf dem Querschnitt hufeisenförmig aus und erinnert an den einer gefalteten Membran ähnlichen Sehnerven der Fische."[2]) Sodann kann auch die Gestalt des Sehnerven bei angeborener Spaltung desselben durch ein Bindegewebsseptum verändert sein. Michel[3]) erwähnt zwar nur das Vorkommen einer Spaltung des intracraniellen Sehnervenabschnittes ohne eine Gestaltveränderung desselben; dagegen hat neben Anderen neuerdings Siemerling[4]) eine derartige congenitale Anomalie mit einer Formveränderung des Sehnerven beschrieben, auf welche ich hier näher eingehen möchte.

Es handelte sich in diesem Falle um einen 50jährigen Mann. Die Gefässe und Nerven der Basis waren sonst gut; die Sehnerven waren gespalten d. h. sie hatten beiderseits unten in der Gegend des Foramen opticum eine Einkerbung von $1^1/_2$ cm Länge und waren, wie sich auf Durchschnitten ergab, an dieser Stelle durch ein Bindegewebsseptum in einen äusseren, grösseren und einen inneren, kleineren Abschnitt zerlegt. Mikroskopisch zeigte sich, dass von der Scheide aus über der Einkerbung nach oben hin durch den Nerven durch ein starker Bindegewebsstreifen zog. Im übrigen waren normale Verhältnisse hier und an anderen Teilen des Sehnerven. Bezüglich der speciellen Anordnung und Form der Nervenbündel und Septen auf Querschnitten darf ich nach Durchsicht der Präparate des Herrn Prof. Dr. Siemerling,

---

1) Hertwig, Lehrbuch der Entwicklungsgeschichte des Menschen und der Wirbeltiere. Jena 1888. S. 360. — Schwalbe, Lehrbuch der Anatomie der Sinnesorgane. Erlangen 1887. S. 86.

2) Henle, Handbuch der systematischen Anatomie des Menschen. Braunschweig 1873. Bd. II, S. 612.

3) Michel, Lehrbuch der Augenheilkunde. Wiesbaden 1890.

4) Siemerling, Charité-Annalen. XVII Jahrgang, S. 754 ff.

welche er mir in dankenswerter Weise zur Verfügung gestellt hat, mit seiner Erlaubnis noch folgende Punkte, die für meine späteren Auseinandersetzungen von Wichtigkeit sind, hervorheben. Auf Durchschnitten zeigte der Nerv unten eine tiefe Einkerbung, wodurch ein kleinerer, innerer und ein grösserer, äusserer Abschnitt entstand. Der grössere Aussenteil zeigte eine in der Mitte der Höhe horizontal tief ins Innere verlaufende Einstülpung der Nervenscheide, welche durch ihre bedeutende Dicke gegenüber den sonstigen Septen sofort in die Augen fiel. — Von der Tiefe der erstbeschriebenen Kerbe aus erstreckte sich ein Bindegewebszug, welcher die Breite eines halben Nervenbündels der Nachbarschaft hatte, vertical durch den Nerven bis an die obere Fläche hin. In der unteren Hälfte dieses Bindegewebszuges lagen seitlich kleinste, wohlgeschlossene, rundliche Nervenbündel, während in der oberen Hälfte mehrere kleinste Nervenbündel durch die ganze Breite des Septums hindurch anzutreffen waren und zum Teil rund, zum Teil länglich und zwar entsprechend der Längsrichtung des Septums erschienen. Auch diese Bündel waren trotz ihrer Kleinheit gut geschlossen und zeigten gegen Farbstoffe dasselbe Verhalten, wie die Bündel von normaler Grösse. Die weitere Anordnung und Form der Bündel und Septen des Sehnerven war nun in Folge des Vorhandenseins des beschriebenen Septums und der beschriebenen Einstülpung eine ganz eigentümliche, und zwar im Ganzen eine recht unregelmässige in einem grossen Teil des Nerven. In der Peripherie desselben und in der zunächst nach innen liegenden Randzone zeigten die Bündel die rundliche oder polygonale Form, wobei die dem unteren Rand näher liegenden Bündel im Allgemeinen weniger zahlreich, aber grösser, die oberen dagegen zahlreicher und kleiner erschienen. Betrachtete man nun die ausser den genannten Bündeln noch vorhandenen centralen Bündel, so erschienen dieselben zwischen dem Septum und der Einstülpung nicht rundlich oder polygonal, sondern etwas länglich schmal und die Septen mehr parallel gestellt. Die Richtung dieser länglichen Bündel war im Wesentlichen eine nach unten convexe zwischen dem inneren Ende der Einstülpung und dem oberen Ende des Septums, während auf der inneren Seite des Septums nur wenige nächstliegende centrale Bündel horizontal in die Länge gezogen, die übrigen aber rund waren. Die Nervenbündel zeigten also hinsichtlich ihrer Grösse und ihrer Form bedeutende Abweichungen; eben so sehr war die Stellung der in der Form veränderten centralen länglichen Bündel eine unregelmässige und dementsprechend der Zug der centralen Septen aussen mehr convex nach unten, innen mehr horizontal. Alle diese Eigentümlichkeiten sind durch pathologische Processe nicht gut zu erklären und stützen mithin nur die Annahme einer congenitalen Anomalie.

Zwei weitere Fälle von angeborener Spaltung des Sehnerven, deren einer bedeutende Formabweichungen ohne gleichzeitiges Bestehen von Arteriosclerose zeigte, sowie verschiedene andere angeborene leichte Formveränderungen des Sehnerven ohne Spaltbildung und zum Teil ohne gleichzeitiges Vorhandensein einer Gefässerkrankung werde ich unten näher mitteilen.

Dass abgesehen von diesen entwicklungsgeschichtlich bedingten Formveränderungen des Sehnerven durch Geschwülste und Ähnliches ein Einfluss auf die Gestalt des Sehnerven ausgeübt werden kann, will ich nur kurz erwähnen, um mich nun zu einer Besprechung der in der Litteratur niedergelegten Beobachtungen über die Veränderungen der Sehnerven bei Arteriosclerose der benachbarten Gefässe zu wenden.

Türck[1]) berichtet nur über Gefässeindrücke am Sehnerven, welche in Folge von Geschwülsten der Nachbarschaft entstanden sind. Michel[2]) fand bei einem 58jährigen Mann, welcher Verdacht auf Tumor bot, Stauungspapille. Zu Grund lag ein Aneurysma cirsoideum der Carotiden, welches auf die Nerven drückte; dieselben waren leicht grau, besonders der rechte; letzterer war auch etwas platter als der linke; beide enthielten Fettkörnchenzellen. Die Nervenfasern waren im Tractus, Chiasma und Nervenstamm erhalten; das Gesichtsfeld hatte eigentümliche Einschränkungen gegenüber den sonst bei gewöhnlicher Stauungspapille vorkommen-

---

1) Türck, Zeitschrift der K. K. Gesellschaft der Arzte. 1852. S. 299. — Mitteilungen über Krankheiten der Gehirnnerven. ibid. 1855. S. 517—533.

2) Michel, Archiv für Ophthalmologie. Bd. XXIII 2, S. 220.

den dargeboten. Weiter berichtet Michel[1]) über ein Aneurysma sacciforme der linken Carotis interna als zufälligen Befund und hebt die Wichtigkeit einer Ausbuchtung der Wandung der Carotis wegen ihrer meist schädigenden Druckwirkung auf den Sehnerven hervor. Das erbsengrosse Aneurysma, welches eine dünne Wand und in der Mitte eine kleine spitzkegelförmige Hervorragung besass, übte links auf den äusseren unteren Sehnervenabschnitt einen Druck aus, und es konnte durch die mikroskopische Untersuchung der betreffenden Stelle eine Veränderung der Nervenfasern in Form einer vollkommenen bindegewebigen Atrophie, welche ein Drittel der Breite des Querschnittes einnahm, nachgewiesen werden. Über etwaige Störungen des Sehvermögens und ophthalmoskopisches Verhalten war nichts bekannt. In ihrer Arbeit über Bulbärparalyse berühren Oppenheim und Siemerling[2]) auch die uns hier beschäftigende Frage des Vorkommens und Zusammenhanges von Gefässerkrankung und Sehnervenveränderung. Bei Besprechung des Falles Bergner stellen sie anheim, ob die gefundene Neuritis et Perineuritis optica duplex vielleicht auf zurückgegangene gummöse Producte zurückzuführen ist, oder ob die Endarteriitis vielleicht im Stande ist, eine derartige Erkrankung hervorzurufen. Weiter constatieren sie, dass bei Pseudobulbärparalyse die Sehnerven nicht selten beteiligt sind. Die Befunde stellen sich sehr verschiedenartig dar: totale Atrophie oder geringe, wesentlich auf den peripherischen Saum beschränkte Veränderungen. Der Charakter des anatomischen Processes ist auffallend gleichmässig: Bindegewebswucherung, Kernvermehrung und Gefässneubildung. Bezüglich der Genese der Sehnervenerkrankung werfen sie schliesslich die Frage auf, ob primäre arteriitische Processe vorliegen, oder ob die erweiterte starrwandige Carotis den Sehnerven geschädigt und den Process angefacht hat. Im Anschluss an die Arbeit von Oppenheim und Siemerling fing die weitere Verfolgung dieser offenen

---

[1]) Michel, Das Verhalten des Auges bei Störungen im Circulationsgebiete der Carotis. Beiträge zur Ophthalmologie. Festschrift zu Ehren Prof. Horners. Wiesbaden 1881.

[2]) Oppenheim und Siemerling, Charité-Annalen. XII Jahrgang, S. 331.

Frage die Herren Professoren Dr. Moeli und Dr. Uhthoff zu interessieren an. Der Letztgenannte untersuchte im Sommer 1890 einen einschlägigen Fall, der in Dalldorf zur Section gekommen war und weiter unten von mir mitgeteilt werden darf. In dieselbe Zeit fallen die Untersuchungen von Bernheimer[1]) über an der Leiche aufgefundene und durch Gefässerkrankung bedingte Sehnervenveränderungen. In zwei Fällen bestand eine tiefe Einkerbung am unteren Rande des Sehnerven in der Gegend des Foramen opticum, bedingt durch Erweiterung und Verkalkung der benachbarten Gefässe. Die Arteria ophthalmica verlief unterhalb und längs des Sehnerven. Über der Einkerbung waren die Faserbündel stark abgeplattet und leicht gebogen; daneben bestand eine geringe Atrophie der Nervenfasern. Eine Untersuchung der bulbärwärts gelegenen Teile war nicht vorgenommen worden. In einem dritten Falle[2]) verlief das erkrankte Gefäss im Foramen opticum schräg resp. quer unter dem Sehnerven und bewirkte durch Druck partielle Atrophie des Nerven, indem eine tangentiale tiefe Furche daselbst entstanden war; auch peripheriewärts waren die Nervenfasern atrophisch verändert. Bernheimer nimmt an, dass bei schrägem Verlauf der Arteria ophthalmica schwerere Läsionen des Sehnerven eintreten, bemerkt allerdings, dass auch bei Längsverlauf der Ophthalmica, wenn der Druck zunimmt, schliesslich Atrophie des Nerven eintreten muss (Compressionsatrophie).[3]) Anknüpfend an diese Fälle, hebt Bernheimer die Bedeutung einer derartigen Gefässerkrankung für das Auftreten von langsam verlaufenden Sehnervenatrophieen alter Leute hervor.

Mein Bestreben ist es nun, da, wie sich aus der vorstehenden Litteraturübersicht ergiebt, die Frage nach dem Auftreten und Zusammenhang von Sehnervenveränderung und Gefässerkrankung noch nicht erschöpfend behandelt ist, durch Untersuchung einer grösseren Reihe von Fällen festzustellen, welche Veränderungen gewöhnlich bei Erkrankung der benachbarten Gefässe im Sehnerven

---

1) Bernheimer, Archiv f. Ophthalmologie. B. XXXVII 2, S. 37 und 3, S. 263.

2) a. a. O. 2, S. 55.

3) a. a. O. 2, S. 50.

aufzutreten pflegen, und in welcher Weise die chronische Gefässerkrankung in der Gegend des Foramen opticum zu Störungen im Sehnerven führen kann.

Bevor ich zur Beschreibung der einzelnen Fälle übergehe, will ich kurz die in Anwendung gezogene Untersuchungsmethode erwähnen. Die Härtung der Präparate erfolgte in Müller'scher Flüssigkeit. Danach wurden dieselben mit Alkohol u. s. w. behandelt und in Celloidin eingebettet. In einzelnen Fällen wurde nach Marchi verfahren. Zu Färbungen kam in Anwendung die Pal'sche Methode in Verbindung mit Boraxcarmin-, Lithioncarmin- und Hämatoxylinalaun - Eosin - Färbung u. s. w. Zur Herstellung der Mikrophotogramme, welche Herr Dr. Neuhauss in Berlin anfertigte, wurden teils gefärbte, teils ungefärbte, in Glycerin eingelegte Schnitte verwendet.[1])

Behufs besserer Übersicht teile ich das nachfolgende Material in zwei Gruppen. Die erste umfasst 6 Fälle von Arteriosclerose, in welchen neben Sclerose und Dilatation der benachbarten Gefässe gar keine oder ganz leichte makroskopische Veränderungen der Sehnerven — geringe Abplattungen oder Furchungen — bestanden, während die übrigen Fälle mit stärkeren Formveränderungen der Sehnerven, zu einer zweiten Gruppe vereinigt, beschrieben werden sollen.

I Gruppe.

6 Fälle von Arteriosclerose der basalen Gefässe makroskopisch ohne oder mit nur leichten Formveränderungen der Sehnerven.

Fall I. W. 803, männlich, 60 Jahre alt, gestorben 11. 5. 90. — Pseudobulbärparalyse. Potus fraglich, Lues nicht nachweisbar. Arteriosclerosis chronica. Demenz. Ophthalmoskopisch (Dr. Höltzke): Beiderseits centrale Trübungen der Hornhaut. Grosse atrophische Sichel rings um die Papille auf dem rechten Auge, an dem linken ebenfalls Atrophie der Chorioidea rings um die Papille. Ausserdem Glaskörpertrübungen. Hoch-

[1]) In der Sitzung der Berliner Gesellschaft für Psychiatrie und Nervenkrankheiten vom 13. Juni 1892 fand nach einem Vortrag des Verf. über Veränderungen der Sehnerven, insbesondere bei Arteriosclerose eine Demonstration zahlreicher mikroskopischer Präparate mittels des grossen Projectionsapparates statt.

gradige Myopie. Beiderseits Cataracta senilis incipiens. Feinere Veränderungen an den Papillen wegen der Trübungen nicht wahrzunehmen. Aus dem Sectionsbericht ist hervorzuheben: Die Gefässe der Basis zeigen einen geschlängelten Verlauf und gelblichweisse Einlagerungen in ihrer Wand. Erweichungsherde im linken Corpus striatum und der inneren Kapsel. Absteigende Degeneration des betreffenden Pyramidenstranges; kleinste Erweichungsherde in der oberen Brücke. Todesursache: Bronchopneumonie. Die Sehnerven wurden dicht hinter dem Foramen opticum über den geschlängelten erweiterten und zum Teil verkalkten Carotiden durchschnitten. Der linke war auf Querschnitten annähernd länglichrund und dick; der rechte beinahe ebenso, nur unten seitlich ein wenig platter. Mikroskopisch zeigte die Nervenscheide eine gewöhnliche Beschaffenheit und am Rand des Nerven lagen atrophische Nervenbündel, wie sie Fuchs[1]) beschrieben hat. Die Septen innerhalb des Nerven waren, abgesehen von den centralen Teilen desselben, anscheinend stellenweise verbreitert. Bei genauerer Untersuchung konnte man daselbst ein eigentümliches Verhalten der Nervenbündel constatieren, indem letztere hier am Rand schmale Zonen aufwiesen, die sich ähnlich verhielten, wie die Fuchs'schen peripherischen atrophischen Bündel. Genannter Autor hat schon selbst[2]) auf das Vorkommen solcher Randatrophien einzelner Bündel auch im Innern des Sehnerven hingewiesen. Diese atrophischen Zonen bestanden mikroskopisch aus einem feinen Netz von Neurogliafasern mit einzelnen Kernen, während eigentliche Nervenfasern darin vollständig fehlten. Sie fielen bei der Pal'schen Methode durch Fehlen einer Dunkelfärbung auf, während mit Eosin eine intensive Rotfärbung ihres Fasernetzes eintrat. Abgesehen von den eben beschriebenen atrophischen Stellen, welche nach Fuchs dem Bereiche der physiologischen Veränderungen angehören, waren nirgends sonst entzündliche oder atrophische Processe an den Nerven zu constatieren. Die Nervenbündel hatten überall rundliche oder polygonale, nirgends längliche oder platte Formen. Bei einer vergleichenden Betrachtung der Nervenbündel, welche in der Nähe des unteren Sehnervenrandes lagen, mit den in der Nähe des oberen liegenden machte sich ein leichter Unterschied in der Grösse der Bündel zu Gunsten der unteren bei gleichem Verhalten der Septen bemerkbar. Ausserdem waren hier und da Corpora amylacea vorhanden, und die Wandung der kleinen Blutgefässe schien etwas dicker als gewöhnlich zu sein. Bemerkenswert war auch noch das Vorkommen horizontal verlaufender Nervenfasern innerhalb einer kleinen Randzone des Nerven.

Résumé: Demenz. Pseudobulbärparalyse. Ophthalmoskopische Veränderungen konnten wegen Leucom und Cataract nicht festgestellt werden. Über den erweiterten, zum Teil verkalkten

---

[1]) Fuchs, Die periphere Atrophie des Sehnerven. Archiv f. Ophthalmologie. Bd. XXXI 1, S. 177.

[2]) a. a. O. S. 187.

Carotiden war der linke Sehnerv rundlich, der rechte unten seitlich leicht abgeplattet durch das Gefäss. Entzündliche Veränderungen der Nervenscheide und des Zwischengewebes fehlten, auch waren keine Veränderungen in der Form der Nervenbündel vorhanden, eben so wenig atrophische Erscheinungen an denselben, abgesehen von Fuchs'scher Atrophie.

Fall II. P. 539, männlich, 57 Jahre alt, gestorben 28. 12. 89. — Pseudobulbärparalyse. Hemiplegia sinistra seit 1884. Demenz. Arteriosclerosis chronica. Pupillen, gleich weit, verengern sich prompt bei Lichteinfall und Convergenz der Augenachsen. Gesichtsfeld frei, Farbensinn in Ordnung. Ophthalmoskopische Untersuchung fehlt. Aus dem Sectionsbericht ist hervorzuheben das Vorhandensein von Herzhypertrophie, Insufficienz der Aortenklappen, Atherom der Aorta, Nephritis chronica parenchymatosa, Pneumonia hypostatica, Pachymeningitis chronica interna haemorrhagica, und von multiplen Erweichungsherden in den grossen Gehirnganglien und der Brücke mit secundärer Degeneration der Pyramidenstränge. Die basalen Gefässe, insbesondere die Carotiden, waren arteriosclerotisch verändert. Auf Durchschnitten der Sehnerven hinter dem Foramen zeigte der linke eine länglichrunde Form, während der rechte ausserdem unten in der Mitte ganz leicht eingebuchtet war. Mikroskopisch bot die Scheide des linken Sehnerven nichts Auffallendes; es lagen in ihr wie im ganzen Nerven zerstreut viele Corpora amylacea. Die kleinen Gefässe des Nerven waren in ihrer Wand etwas verdickt. Am Rand des Nerven lagen atrophische Fuchs'sche Bündel, und in der nach innen zunächstliegenden Zone waren die Septen anscheinend stellenweise verbreitert, was auch hier, wie im ersten Fall, vom Vorhandensein der Fuchs'schen Randatrophie in den einzelnen Bündeln herrührte. In den centralen Teilen des Nerven sah man wenig Septen und keine derartige Atrophie. Bemerkenswert war der horizontale Verlauf einzelner Nervenfasern in dieser Gegend; sonst waren nirgends entzündliche Erscheinungen, Kernvermehrung oder Andeutungen von Atrophie der Nervenbündel vorhanden. Die letzteren zeigten die gewöhnliche Form und Anordnung. Nahe dem oberen Rand des Nerven waren sie ein wenig kleiner als am unteren Rande, und die Septen oben etwas breiter als unten. Der rechte Sehnerv zeigte im Allgemeinen dieselben Verhältnisse, wie der linke; nur am unteren Rand, und zwar an der Stelle der leichten Einbuchtung, hatte er ein eigentümliches Verhalten. Von der Scheide aus zogen daselbst zwei stärkere Septen nach innen, etwa wie die Radien eines Kreises; dazwischen lagen zum Teil horizontal verlaufende Nervenbündel, zum Teil in der Richtung der Radien statt der runden länglich gestreckte Nervenbündel, während unmittelbar um die Einbuchtung verschieden grosse und runde Nervenbündel in unregelmässiger Weise gruppiert waren. Alle Bündel waren gut geschlossen, und nirgends konnte man entzündliche oder atrophische Erscheinungen in dem genannten Gebiete feststellen. Eine Vergleichung der oberen und der unteren Randbündel in Bezug auf ihre Grösse war wegen der grossen Unregelmässigkeit im Bau des Nerven nicht gut möglich. Mit Rücksicht auf ähnliche, später zu beschreibende Formveränderungen des Sehnerven ohne Arteriosclerose kann man wohl annehmen, dass die genannte Einbuchtung nicht allein durch den Druck eines erweiterten und verkalkten Gefässes bedingt wird, sondern dass sie zum Teil auch der Ausdruck einer angeborenen Störung im Sehnervenbau ist. Auf die Unterschiede derartiger angeborener Einbuchtungen oder Kerbungen des Sehnerven von den durch Druck eines erkrankten Gefässes bedingten werde ich nach Schilderung sämtlicher Fälle zurückkommen.

Résumé: Demenz. Pseudobulbärparalyse. Grobe functionelle Störungen der Augen nicht vorhanden. Die Carotiden beiderseits arteriosclerotisch verändert. Keine entzündlichen oder atrophischen Erscheinungen an den Sehnerven. Leichte angeborene, vielleicht auch zum Teil durch Druck der erweiterten Carotis bedingte Einbuchtung des rechten Sehnerven am unteren Rande mit radienartiger Stellung mehrerer Septen und zwischen denselben liegenden zum Teil länglich geformten Bündeln, zum Teil horizontal verlaufenden Fasergruppen.

Fall III. M. 814, männlich, 63 Jahre alt, gestorben 26. 4. 90. — Vor drei Jahren Hemiplegia sinistra. Demenz. Später erneuter Schlaganfall: Paraphasie. Über Potus und Lues nichts bekannt. Augenuntersuchung wegen grosser Unruhe nicht möglich. Aus dem Sectionsbericht ist hervorzuheben, dass die basalen Hirngefässe, insbesondere die Carotiden, erweitert und verkalkt sind. Die Sehnerven sind auf Durchschnitten hinter dem Foramen opticum weiss und entsprechend der erweiterten und verhärteten Carotis etwas abgeplattet, besonders rechts. Ausserdem bestehen multiple Erweichungsherde in beiden Hemisphären und linksseitige secundäre Degeneration des Hinterseitenstranges. Todesursache: Lungenbrand. Die mikroskopische Untersuchung der Sehnerven wurde von Herrn Prof. Dr. Uhthoff ausgeführt und ergab ausser flachen Dellen keine Abweichungen, auch nicht in den bulbärwärts gelegenen Teilen.

Résumé: Demenz. Hemiplegie. Die Carotiden sind erweitert und verkalkt, und die Sehnerven dementsprechend etwas abgeplattet, ohne sonstige Abweichungen zu bieten.

Fall IV. B. 1238, männlich, 45 Jahre alt, gestorben 22. 8. 91. — Dementia paralytica. Kein Potus, keine Lues. Kniephänomen verstärkt. Ophthalmoskopisch (Dr. Höltzke): Papillen etwas grau. Pupillenreaction auf Licht vorhanden, aber schwach, besonders links schwach und undeutlich. Convergenzverengerung schwach. Functionelle Prüfung bei der Demenz nicht möglich. Aus dem Sectionsbericht ist, abgesehen von dem paralytischen Hirnbefund, hervorzuheben eine leichte arteriosclerotische Veränderung der aufsteigenden Aorta, Arteriosclerose der rechten Carotis interna, starke Erweiterung und Verkalkung derselben, Abplattung des rechten Sehnerven über der Carotis und zwar nach unten innen, sodass er auf Durchschnitten eine mehr ovale Form hat. Links sind die Veränderungen der Carotis geringer und dementsprechend die Abplattung des Sehnerven innen unten so unbedeutend, dass er fast eine länglichrunde Form hat. Etwas weiter nach dem Chiasma hin sind beide Sehnerven annähernd rund. Mikroskopisch zeigte sich die Scheide der Sehnerven nicht verändert auf Durchschnitten hinter dem Foramen opticum. Die kleinen Gefässe hatten leichtverdickte Wandungen; überall zerstreut im Nerven fanden sich Corpora amylacea. Am Rand des Nerven bestand Fuchs'sche Atrophie einzelner Bündel, weiter nach innen dieselbe Atrophie in der Randzone einzelner Bündel, während die Mitte des Nerven davon verschont blieb. Nirgends waren sonst entzündliche oder atrophische Erscheinungen zu finden. Die Nervenbündel besassen alle eine mehr oder weniger runde Form, die dem oberen Rande des Nerven nahe liegenden Bündel waren kleiner, als die entgegengesetzt stehenden, ihre Septen breiter.

Résumé: Dementia paralytica. Ophthalmoskopisch: Papillen etwas grau. Die beiderseits, besonders aber rechts, durch die erweiterten Carotiden abgeplatteten Sehnerven zeigen daselbst auf Durchschnitten mikroskopisch keine Processe entzündlicher oder atrophischer Natur.

Fall V. P. 617, männlich, 66 Jahre alt, gestorben 7. 7. 91. — Pseudobulbärparalyse; vor drei Jahren erster Schlaganfall. Paresen in den Extremitäten. Demenz. Kein Potus, keine Lues. Arteriosclerosis chronica. Ophthalmoskopisch (Dr. Höltzke): Beiderseits minimale Lichtreaction und Convergenzverengerung. Die Papillen etwas grau, die Gefässe deutlich verdünnt. Cataracta nuclearis incipiens (die graue Verfärbung der Papillen ist vielleicht auf die Linsentrübung zu beziehen). Die functionelle Prüfung war bei der Demenz nur eine unvollständige. Gröbere Störungen schienen nicht zu bestehen. Aus dem Sectionsbericht ist hervorzuheben: Herzhypertrophie, Nierenschrumpfung, Arteriosclerose, Bronchopneumonie, multiple Erweichungsherde in den grossen Hirnganglien und ihrer Umgebung, auch in der rechten oberen Brückengegend. Beiderseits absteigende Pyramidendegeneration. Die Vertebralarterien waren stellenweise erweitert, die Basalgefässe geschlängelt und mit gelben Einlagerungen versehen. Die Carotiden waren erweitert, links noch mehr als rechts, und starrwandig. Die Sehnerven zeigten hinter dem Foramen, entsprechend den darunterliegenden erweiterten Gefässen, unten innen eine leichte Abplattung, so dass sie auf Durchschnitten eher eine ovale Form hatten. Die Arteria ophthalmica war nur ganz wenig erweitert und verdickt; sie lag mehr nach innen unter dem Sehnerven da, wo die Abplattung vorhanden war. Mikroskopisch zeigte sich beiderseits, links deutlicher als rechts, daselbst eine ganz seichte Kerbe, dem genannten Gefäss entsprechend. Die Nervenscheide liess eine geringe Verdickung ohne Kernvermehrung erkennen. Fast überall in der Peripherie des Nerven fanden sich Fuchs'sche atrophische Bündel, zuweilen mehrere über einander liegend. Ausserdem waren daselbst einzelne Corpora amylacea vorhanden. Die Gefässe und die Bindegewebssepten boten keine wesentlichen Veränderungen; nirgends waren entzündliche oder atrophische Processe zu constatieren. Die Nervenbündel hatten überall eine annähernd runde Form und waren in der Nähe des oberen Nervenrandes auffallend kleiner als an der entgegengesetzten Seite. In den bulbärwärts gelegenen Teilen des Nerven zeigte sich ein normales Verhalten. Die Fuchs'sche Atrophie war in der Mitte des orbitalen Sehnerven in geringer Ausdehnung, weiter unten regelmässig in der äusseren Zone vorhanden, während sie um die centralen Gefässe herum vermisst wurde.

Résumé: Demenz. Pseudobulbärparalyse. Graue Verfärbung der Papillen (?) Keine gröberen functionellen Störungen. Leichte Abplattung beider Sehnerven unten innen, entsprechend den verkalkten und dilatierten Gefässen. Daselbst geringe Verdickung der Nervenscheide; sonst nirgends entzündliche oder atrophische Processe, auch nicht in den bulbärwärts gelegenen Teilen.

Fall VI. L. 665, männlich, 51 Jahre alt, gestorben 2. 4. 90. — Pseudobulbärparalyse. Vor etwa 4 Jahren rechtsseitige Hemiplegie. Demenz. Arteriosclerosis chronica. 1868 Amputatio femoris sinistri. Kein Potus; über Lues nichts bekannt. Sehnenphänomene rechts gesteigert. Patient liest kleine Schrift gut; will so gut, wie früher sehen. Gesichtsfeld nicht eingeschränkt. Ophthalmoskopisch (Dr Höltzke 12. 3. 90): Pupillen reagieren auf Licht; rechte Papille ist trichterförmig excaviert (physiologisch) und vielleicht etwas grau verfärbt, linke mehr muldenförmig vertieft, sonst wie rechts. Aus dem Sectionsbericht ist hervorzuheben: Stark atheromatös veränderte Gefässe der Schädelbasis, des Gehirns u. s. w. Herzhypertrophie, Nephritis chronica interstitialis. Todesursache: Pleuritis exsudativa sero-fibrinosa. Der linke Sehnerv war unten aussen, entsprechend der starrwandigen Carotis, etwas abgeplattet, sodass er eine mehr ovale Form hatte; die Form des rechten Sehnerven war mehr länglichrund mit einer ganz leichten Einbuchtung, entsprechend der darunterliegenden starrwandigen Carotis. Auf Durchschnitten zeigten die Sehnerven hinter dem Foramen makroskopisch sonst nichts Besonderes. Ausserdem bestanden oberflächliche Erweichungsherde in der linken Kleinhirn-Hemisphäre, sowie beiderseits in den grossen Hirnganglien, und kleinste in den Brückenpyramiden. Im Rückenmark[1]) war entsprechende secundäre Degeneration besonders des rechten Hinterseiten- und linken Pyramidenvorderstranges. Die Hinterstränge zeigten eine leichte Degeneration in ihrem medialen Teil. Mikroskopisch hatten die Sehnerven verschiedene Eigentümlichkeiten. Der rechte bot auf Durchschnitten hinter dem Foramen opticum eine gewöhnliche Anordnung und Form der Bündel dar; die dem oberen Rand näher liegenden waren kleiner und hatten breitere Septen, als die entsprechenden unten. An einer Stelle der Peripherie waren horizontalverlaufende Nervenfasern zu sehen; sonst fanden sich, abgesehen von einer Verdickung der Gefässwandungen, keine atrophischen oder entzündlichen Erscheinungen. Am linken Sehnerven waren die Faserbündel, entsprechend der beschriebenen Abplattung, im äusseren Abschnitte hinsichtlich der Form vielleicht etwas in die Länge gezogen, und die Scheide daselbst ein wenig verdickt; sonst war das Verhalten wie rechts. Fuchs'sche Atrophie bestand beiderseits in der Peripherie und auch noch etwas weiter nach innen. Etwa in der Mitte zwischen Foramen opticum und Chiasma zeigten die Sehnerven beiderseits eigentümliche Verhältnisse, ähnlich wie sie im Fall II gefunden worden sind. Es bestand, vielleicht auch zum Teil durch den Druck der erweiterten Carotis vermittelt, unten in der Mitte der Nerven eine ganz seichte Einbuchtung. Nach oben von derselben war eine kleine, etwa dreieckige Einstülpung der Scheide zu sehen, in welcher zerstreute, kleine, gut abgeschlossene Nervenbündel lagen. Von da aus zogen in die eine Hälfte des Sehnerven die Septen radienartig, während in der anderen Hälfte die gewöhnliche Anordnung der Septen bestand. In der Richtung der radiären Septen liefen Nervenfaserbündel, zum Teil horizontal, zum Teil waren sie, entsprechend den Radien, auf Durchschnitten länglich verzogen und lagen solchergestalt teilweise fast bis an den unteren Rand des Nerven. Nirgends war Kernvermehrung oder Atrophie. Die Gefässwände erschienen verdickt, zum Teil hyalin. Auch in der Peripherie des Nerven verliefen zahlreiche Fasern horizontal. Die eigentümliche Anordnung und Form der Elemente der Nerven an der eben beschriebenen Stelle lässt sich nur als eine angeborene auffassen, desgleichen die damit verbundene Einbuchtung des Nerven, wiewohl vielleicht der Druck der starrwandigen Carotis einen verstärkenden Einfluss auf dieselbe ausgeübt haben mag. Links innerhalb des Foramen opticum machte sich noch eine leichte Abplattung des Nerven bemerkbar, und zwar unten aussen in der Gegend der Ophthalmica, welche selbst etwas dilatiert und in der Intima stellenweise verdickt war. Die Nervenbündel erschienen daselbst annähernd rund, nirgends atrophisch. Von peripherischer Fuchs'scher Atrophie

[1]) Dasselbe wurde von Marinesco untersucht und beschrieben. Siehe Neurologisches Centralblatt 1892 No. 15 (Über Veränderung des Nerven und des Rückenmarks nach Amputationen, ein Beitrag zur Nerventrophik) S. 465.

war in den höheren orbitalen Teilen wenig zu bemerken und die Nervenbündel zeigten am oberen und unteren Rand denselben Umfang. Hinter der Papille waren die Bündel gut erhalten; in der Peripherie, weniger um die Centralgefässe bestand Fuchs'sche Atrophie. Die Arteria centralis zeigte beträchtliche Verdickung ihrer Intima, sodass letztere stellenweise weit in das Lumen hervorragte. Während nur der linke Sehnerv absteigend untersucht werden konnte, wurden beide aufsteigend einer Untersuchung unterworfen, ohne dass jedoch besondere pathologische Verhältnisse zu Tage traten.

Résumé: Demenz. Pseudobulbärparalyse. Papillen vielleicht etwas grau; keine gröbere Sehstörung. Leichte Einbuchtung des rechten Sehnerven und leichte Abplattung des linken unten aussen, entsprechend der starren und dilatierten Carotis; die Nervenscheide daselbst etwas verdickt und einzelne Faserbündel vielleicht etwas in die Länge gezogen. Gefässwandungen verdickt, besonders an der Arteria ophthalmica und centralis, zum Teil hyalin. Sonst keine atrophischen oder entzündlichen Processe. In der Mitte der intracraniellen Sehnervenabschnitte unten angeborene Einbuchtungen, von da ausgehend zum Teil radiär verlaufende Septen und zwischen letzteren horizontalziehende oder auf Durchschnitten länglichgeformte Nervenbündel.

Besprechung der I Gruppe.

Die 6 ersten Fälle betrafen sämtlich Männer; 5 waren im Alter von 50—66 Jahren, litten an Arteriosclerosis chronica und Demenz in Folge von Schlaganfällen, zeigten ausserdem mit Ausnahme eines Falles, der nur aphasische Erscheinungen darbot, einen pseudobulbären Symptomencomplex. Der 6. Fall betraf einen 45-jährigen Paralytiker mit Arteriosclerose. In der Hälfte dieser Fälle war Potus resp. Lues nicht nachweisbar.

Gemeinsam war den genannten Fällen eine arteriosclerotische Veränderung der Carotiden hinter dem Foramen opticum. Die anliegenden Abschnitte der Sehnerven boten makroskopisch zum Teil keine wesentlichen Abweichungen, zum Teil zeigten sie eine leichte Abplattung oder eine seichte Einbuchtung, deren Lage genau dem Ort der veränderten Carotis, zum Teil auch Ophthalmica entsprach.

Es fanden sich dagegen niemals später zu beschreibende tiefe Kerben und Furchen am Nerven als Ausdruck einer schwereren Erkrankung der Ophthalmica oder bedeutende Abplattungen resp. tiefere und breitere Einbuchtungen als Zeichen von ganz bedeutender Veränderung der Carotis, und dementsprechend zeigten die Sehnerven auch keine stärkeren Formabweichungen. Sie waren hinter dem Foramen zum Teil länglichrund, wie normal, oder teilweise an ihrem unteren Umfang in der Mitte oder aussen oder innen etwas abgeplattet oder eingebuchtet und dementsprechend manchmal von ovaler Form, indem die äussere oder die innere Hälfte sich allmählich mehr oder weniger verschmälerte. Neben diesen Formveränderungen, welche bei der Constanz des örtlichen Zusammentreffens mit den Gefässveränderungen als von letzteren abhängig betrachtet werden müssen, wobei an eine mechanische Druckwirkung der erweiterten und verkalkten Gefässe zu denken ist, bestanden mikroskopisch in den betreffenden Gebieten an den Sehnerven nirgends deutliche entzündliche oder atrophische Erscheinungen, insbesondere auch nicht in der Randzone. Die einzelnen Nervenbündel zeigten nirgends längliche oder platte Formen, vielleicht abgesehen von einer kleinen Abweichung der Form der Bündel an einer Stelle im Fall VI. Wo sich, wie in Fall II und VI, Eigentümlichkeiten in der Randzone der Nerven bemerkbar machten, die vielleicht eine gewisse Ähnlichkeit mit sogenannter Randatrophie des Nerven haben dürften, bestanden angeborene Unregelmässigkeiten im Bau der Sehnerven überhaupt ohne nachweisbare atrophische oder entzündliche Processe. An der Nervenscheide war in einzelnen Fällen entsprechend der Stelle der Abplattung resp. Einbuchtung des Sehnerven eine leichte Verdickung ohne deutliche Kernvermehrung zu constatieren. Ausser dieser Veränderung, welche in gleicher Weise wie die Formveränderungen der Sehnerven mit der Erkrankung der benachbarten Gefässe in Zusammenhang zu bringen ist, zeigten sich weiterhin noch arteriosclerotische Processe an den kleinen Sehnervengefässen, mehr oder weniger reichlich im Nerven und seiner Scheide zerstreut liegende Corpora amylacea und in verschiedener Ausdehnung Fuchs'sche Atrophie, über welch' letztere weiter unten im Zusammenhang noch mehr berichtet wird.

Entsprechend dem negativen Befund an den bindegewebigen und nervösen Teilen der Sehnerven und zwar, soweit untersucht wurde, in auf- und absteigender Richtung war functionell in den beschriebenen 6 Fällen, soweit überhaupt mit Rücksicht auf den Geisteszustand dahingerichtete Untersuchungen vorgenommen werden konnten, bei meist grober Prüfung keine wesentliche Störung vorhanden. Auch ophthalmoskopisch fand sich, soweit überhaupt eine derartige Untersuchung möglich war, abgesehen von dem Fall, in welchem, allerdings bei einem Paralytiker, die Papillen grau erschienen, kein ausgesprochener pathologischer Befund. Bei dem Fehlen erschöpfender Untersuchungen nach beiden zuletzt genannten Richtungen will ich die vorstehenden allgemeinen Resultate derselben nur der Vollständigkeit halber kurz berührt haben, um mich schliesslich zu einer Zusammenfassung der wenigen, aber überall sicher festgestellten pathologisch-anatomischen Befunde zu wenden. Als Hauptergebnis kann man in dieser Beziehung nun die Thatsache hinstellen, dass in den beschriebenen Fällen bei arteriosclerotischer Erkrankung der in der Umgebung des Foramen opticum gelegenen Gefässe, selbst wo dadurch leichte Formveränderungen der Sehnerven hervorgerufen waren, abgesehen von einer partiellen Verdickung der Nervenscheide in der Nähe des erkrankten Gefässes ohne wesentliche Kernvermehrung, nirgends weder in der Randzone noch in dem centralen Teile der Sehnerven atrophische oder entzündliche Processe oder Veränderungen in der Form und Anordnung der Bündel und Septen sich vorfanden.

Durch das Fehlen gröberer Gewebsveränderungen an den Sehnerven unterscheiden sich nun die im Vorstehenden beschriebenen Fälle von den durch andere Forscher, insbesondere durch Oppenheim und Siemerling[1]) mitgeteilten Beobachtungen. Genannte Autoren berichten, dass ihre Befunde an den in der Form durch das Atherom der Gefässe sonst wenig veränderten Sehnerven, welche sich deshalb ganz wohl mit meinen Fällen in Vergleich stellen lassen dürften, sehr verschiedene gewesen sind (einmal totale Atrophie, dann nur geringe wesentlich auf den peripherischen Saum

[1]) A. a. O.

beschränkte Veränderungen), während ein auffallend gleichmässiger Charakter des pathologisch-anatomischen Processes (Bindegewebswucherung, Kernvermehrung, Gefässneubildung) vorhanden war. In keinem meiner Fälle habe ich indess auch nur annähernd derartige Veränderungen an den Sehnerven feststellen können. Auch in den weiter mitzuteilenden 15 Beobachtungen habe ich ausschliesslich bestimmte Veränderungen anderer Art und an anderen Gebieten im Nerven regelmässig gefunden, ohne je Bindegewebswucherung, Kernvermehrung, Gefässneubildung, speciell auf den peripherischen Saum beschränkt, oder überhaupt von dem Gefäss aus auf den Nerven fortschreitende entzündliche Erscheinungen nachweisen zu können. Es ist dies bei der grossen Zahl von Fällen, welche ich genau untersucht habe, immerhin gegenüber den Resultaten Oppenheims und Siemerlings, die sich auf die Untersuchung einer nur geringen Zahl von Fällen stützen, eine auffallende Erscheinung. Weitere Untersuchungen dürften wohl hier erst entscheiden, in wie weit die von den genannten Autoren beschriebenen Veränderungen der Sehnerven als Folge einer Erkrankung der benachbarten Gefässe zu betrachten sind.

II Gruppe.

15 Fälle von Arteriosclerose der basalen Gefässe mit stärkeren Formveränderungen der Sehnerven, sowie bestimmter Gruppen von Nervenbündeln und teilweise atrophischen Processen an letzteren.

Ich komme jetzt zu einer zweiten Gruppe von Fällen, bei welcher es sich nicht mehr um eine ganz leichte Abplattung resp. Einbuchtung des Sehnerven, sondern um schwerere Veränderungen ähnlicher Art bei den höheren Graden der Erkrankung zunächst der Carotis handelt. Manchmal sind dann weiter neben den dadurch bedingten breiteren und tieferen Einbuchtungen und einer Gesamtabplattung des Nerven oder aber auch allein für sich tief einschneidende Kerben am unteren Sehnervenrande vorhanden. Letztere entsprechen dem Verlauf der schwerer erkrankten Arteria ophthalmica, der in den nachfolgenden Beobachtungen der Längsachse des Nerven im Allgemeinen folgt. Innerhalb des Canalis opticus bilden sie die einzige Formveränderung der Sehnerven. Wenn sie weiter nach hinten am Ursprung der Ophthalmica im Zusammenhang mit den erstgenannten tieferen und breiteren Einbuchtungen und Gesamtabplattungen vorkommen, so resultieren aus diesen Verhältnissen mannigfache eigentümliche einfachere oder compliciertere Veränderungen der Form des Sehnerven, z. B. bedeutende Abplattungen des ganzen Nerven mit geringeren oder stärkeren Einbuchtungen oder mit neben letzteren noch bestehenden Kerbungen und entsprechender stärkerer Abplattung und Verkleinerung eines Sehnervenabschnittes u. s. w. Auffallend ist oft in einem und demselben Fall der Contrast zwischen dem normalen runden oder länglichrunden Sehnerven, bei welchem der horizontale Durchmesser den verticalen nur wenig übertrifft, und dem pathologisch abgeplatteten Sehnerven der anderen Seite, bei welchem der horizontale Durchmesser fast das Doppelte des verticalen beträgt. Ausser diesen Veränderungen der Sehnervenquerschnitte sind den Fällen der II Gruppe gemeinsam eigentümliche mehr oder weniger deutlich vorhandene Formveränderungen (Abplattungen u. s. w.) bestimmter Gruppen von Nervenbündeln auf dem Querschnitt und in einer kleineren Anzahl schwererer Fälle auch das Auftreten von atrophischen Erscheinungen an den letztgenannten Gruppen von Nervenbündeln.

Fall VII. K. 1221, weiblich, 44 Jahre alt, gestorben 25. 1. 90. — Pseudobulbärparalyse. Hemiparesis dextra seit etwa 1888. Demenz. Arteriosclerosis chronica. Kein Potus. Über Lues nichts bekannt. Functionelle Prüfung der Augen nicht möglich. Ophthalmoskopisch (Dr. Uhthoff): nichts Besonderes. Nach dem Sectionsbericht waren die basalen Hirngefässe, besonders links, erweitert und zeigten Einlagerungen in ihrer Wand. Ausserdem bestanden Erweichungsherde in der dritten linken Stirnwindung und dem Gyrus supramarginalis, sowie in der Pyramidengegend der Brücke mit absteigender rechtsseitiger Degeneration, Nephritis chronica interstitialis, Hypertrophia cordis, Hydrothorax, Hydropericardium etc. Die Sehnerven sahen hinter dem Foramen auf Durchschnitten weiss aus. Während der rechte annähernd rund war, zeigte der linke, in seiner äusseren Hälfte etwas schmälere, eine breite und tiefe Einbuchtung, welche etwas nach aussen von der Mitte des unteren Randes über der erweiterten Carotis gelegen war. Mikroskopisch erschien die Nervenscheide an dieser Stelle auch etwas verdickt, ohne Kernvermehrung zu zeigen. Fuchs'sche Atrophie fand sich ausser in der Peripherie auch in den nach innen gelegenen Nervenabschnitten und erweckte auch hier den Anschein, als ob die Septen verbreitert wären. Corpora amylacea waren spärlich vorhanden, und die kleinen Gefässe zeigten, besonders nach dem Chiasma hin, verdickte Wandungen. Bezüglich der Grösse der dem oberen und dem unteren Rand des Nerven anliegenden Bündel war ein Unterschied nicht deutlich vorhanden. Auch war die Mehrzahl der nach dem Rand hin liegenden und ein Teil der in der Mitte gelegenen Bündel von gewöhnlicher rundlicher Form. Dagegen bot eine etwa vertical über der Einbuchtung resp. dem Gefäss und zwar ungefähr in der Mitte der äusseren schmäleren Nervenhälfte gelegene Gruppe von neben und über einander gelegenen Nervenbündeln, welche nirgends den Rand erreichte, zwar leichte, aber eigentümliche Abweichungen ihrer Form. Die Bündel waren in nach unten leicht concavem Bogen in die Länge gezogen und dementsprechend in ihrer Höhe reduciert, während die Breite der zwischen ihnen liegenden Septen nur wenig verringert war. Die Gesamtrichtung der so veränderten Bündel im Nerven stellte ebenfalls einen schwach gekrümmten, nach unten concaven Bogen dar, und die Gesamtausdehnung betraf in dieser Richtung nur eine beschränkte Anzahl Bündel. Im rechten Sehnerven waren alle Bündel annähernd gleich gross und auch in den centralen Teilen überall rund. Im Hinblick auf die später zu beschreibenden Fälle mit ähnlichen Befunden dürfte die Einbuchtung des linken Sehnerven nebst der Verschmälerung der äusseren Nervenhälfte und der gleichzeitigen Formveränderung gewisser centraler Nervenbündel als durch die darunterliegende erweiterte Carotis bedingt anzusehen sein, zumal wenn wir erwägen, dass am normalen Sehnerven (siehe Tafel I Figur 1) die Nervenbündel fast ausnahmslos rundlich oder polygonal erscheinen und jedenfalls nur vereinzelt eine längliche Form bieten, und dass die Charaktere angeborener ähnlich erscheinender Formveränderungen der Sehnerven, welche zum Teil schon beschrieben sind, zum Teil noch weiter unten behandelt werden sollen, im vorliegenden Falle fehlen. Die Formveränderung der Nervenbündel dürfte ähnlich wie die des Nerven selbst als eine einfache Compressionserscheinung aufzufassen sein, und auffallend ist nur die Beschränkung derselben auf eine Gruppe centraler Bündel bei Unversehrtheit der Gestalt der übrigen Bündel.

Résumé: Demenz. Pseudobulbärparalyse. Ophthalmoskopisch nichts Besonderes. Functionelle Prüfung nicht ausführbar. Einbuchtung des linken Sehnerven entsprechend der erweiterten Carotis, leichte Verdickung der Nervenscheide daselbst und geringe Abplattung einer Gruppe von centralen, in leichtem Bogen über der Einbuchtung liegenden Nervenbündeln.

Fall VIII. S. 2048, männlich, 50 Jahre alt, gestorben 11. 5. 91. — Pseudobulbärparalyse. Schlaganfälle vor einem und zwei Jahren. Arteriosclerosis chronica. Spastische Erscheinungen in den Extremitäten. Demenz. Potus. Über Lues nichts bekannt. Ophthalmoskopisch (Dr. Höltzke 21. 4. 91): Grenzen der rechten Papille nach oben und innen nicht ganz scharf. Arterien deutlich verdünnt; umgebende Netzhaut leicht getrübt. Grenzen der linken Papille allseitig verwaschen; umgebende Netzhaut getrübt. Arterien verengt, Venen geschlängelt (Retinitis). Lichtreaction der Pupillen vorhanden. Weitere Prüfungen nicht möglich. Aus dem Sectionsbericht ist hervorzuheben: Arteriosclerosis chronica, multiple Erweichungsherde in den Grosshirnganglien und in der rechten Pyramiden-Brückengegend mit secundärer Degeneration im linken Hinterseitenstrang, weniger deutlich im rechten, Nephritis chronica interstitialis, Bronchopneumonie, Atherom der basalen Hirngefässe, insbesondere der Carotiden und der Augenarterien, deren rechte eine erhebliche Dilatation und Verkalkung nach ihrem Ursprung hin zeigt. Der linke Sehnerv war auf dem Durchschnitt hinter dem Foramen annähernd rund und weiss, der rechte im Ganzen etwas breiter, platter und unten aussen mit einer kleinen scharfen Kerbe versehen, in welcher die Ophthalmica der Längsrichtung des Nerven entsprechend verlief. Dieses Gefäss war erweitert und die Wandungen, besonders die Intima, stellenweise stark verdickt. Mikroskopisch waren im linken Sehnerven die Nervenbündel gleich gross und von runder Form; die kleinen Gefässe hatten eine verdickte, zum Teil hyalin aussehende Wand; Corpora amylacea waren kaum vorhanden; die Fuchs'sche Atrophie erstreckte sich auf die ganze Peripherie und die zunächst nach innen gelegenen Bündel. Der rechte Sehnerv zeigte, abgesehen von den eben geschilderten allgemeinen Veränderungen, eine leichte Verdickung der Scheide ohne wesentliche Kernvermehrung innerhalb der beschriebenen Kerbe. Am oberen Rand standen kleinere, zahlreichere Bündel mit breiteren Septen, als an dem unteren. Eine eigentümliche Erscheinung machte sich bemerklich an den über der veränderten Ophthalmica gelegenen Nervenbündeln, jedoch nicht in dem ihr anliegenden Randgebiet, sondern in dem vertical über ihr gelegenen centralen Abschnitte des Sehnerven. Hier waren die Nervenbündel in einem der Einkerbung entsprechenden Bogen verzogen und abgeplattet, während die Septen, welche ebenfalls dazwischen verschmälert waren, dementsprechend sich in verticaler Richtung einander näherten. Das Verhalten dieses kleinen Abschnittes des Nerven, welcher sonst keine Veränderungen darbot, stach lebhaft ab gegen das Aussehen des übrigen, bei weitem grösseren Nervenabschnittes, welcher überall runde Bündel mit regelmässiger Anordnung der Septen aufwies. Letztere waren nicht so schmal, wie die über der Einkerbung beschriebenen; sie sahen sogar anscheinend etwas verbreitert aus und zwar wiederum in Folge des Vorkommens von Fuchs'scher Atrophie auch im Innern des Nerven bis fast ins Centrum. In den bulbärwärts gelegenen Teilen des Nerven waren keine Störungen zu bemerken; die linke Arteria centralis liess eine partielle Abhebung der Intima durch einen Bluterguss erkennen.

Die Fuchs'sche Atrophie, in der Peripherie deutlich, machte sich um die Centralgefässe herum weniger bemerkbar.

Résumé: Demenz. Pseudobulbärparalyse. Nephritis chronica. Functionelle Prüfung wegen Demenz nicht möglich. Ophthalmoskopisch: Retinitische Veränderungen. Am rechten, entsprechend der dilatierten Carotis platt und breit aussehenden Nerven befand sicht dicht hinter dem Foramen opticum unten aussen eine, der erweiterten Ophthalmica entsprechende Kerbe. An den über derselben mehr central gelegenen Nervenbündeln war eine Abplattung und Verschmälerung in einer entsprechend der Kerbe gekrümmten Linie zu erkennen, während an den der Kerbe anliegenden Randbündeln nichts Derartiges bemerkbar war. Atrophische Erscheinungen wurden hier und in den bulbärwärts gelegenen Nervenabschnitten nicht aufgefunden; dagegen war die Nervenscheide innerhalb der Kerbe leicht verdickt. Hier, wie anderwärts, bestand keine Kernvermehrung. Die grösseren und kleineren arteriellen Gefässe boten zum Teil bedeutende sclerotische Veränderungen dar.

Fall IX. S. 2039, männlich, 69 Jahre alt, gestorben 24. 3. 91. — Senile Demenz. Über Potus und Lues nichts bekannt. Functionelle und ophthalmoskopische Untersuchung nicht ausführbar. Aus dem Sectionsbericht ist hervorzuheben: Todesursache Haematoma durae matris, basale Gefässe ausserordentlich verbreitert und starrwandig, insbesondere die Carotiden. Der rechte Sehnerv war hinter dem Foramen rund und hatte unten fast in der Mitte nur eine seichte Einbuchtung entsprechend der starren, erweiterten Carotis, während der linke über der stark veränderten Carotis im Ganzen bedeutend abgeplattet war und aussen am unteren Rande eine ganz kleine Kerbe entsprechend der daselbst verlaufenden Augenarterie zeigte. Mikroskopisch war am rechten Sehnerven entsprechend der unteren Furche die Scheide etwas verdickt ohne Kernvermehrung. Die Nervenbündel waren überall gleich gross und rund, nirgends fand sich Atrophie oder Kernvermehrung; nur die kleinen Gefässe traten überall durch ihre verdickte, zum Teil hyaline Wand hervor. Neben vereinzelten Corpora amylacea war in der Peripherie Fuchs'sche Atrophie. Am linken Sehnerven konnten im Allgemeinen dieselben Befunde erhoben werden; jedoch waren die dem oberen Rand nahe liegenden Bündel zahlreicher und kleiner als die unteren bei gleicher Dicke der Septen, und es machte sich, jedoch nur an den centralen Bündeln, entsprechend der allgemeinen starken Abplattung des Nerven, eine geringe Verziehung der Bündelform in ganz leicht gekrümmtem Bogen, dessen concave Seite der Carotis zugewendet war, sowie eine Verschmälerung der daselbst liegenden Septen bemerkbar, ohne dass über der kleinen Kerbe diese Erscheinungen wesentlich auffallender hervortraten.

Résumé: Senile Demenz. Ophthalmoskopische und functionelle Prüfung nicht möglich. Der rechte Sehnerv durch die starre dilatierte Carotis unten leicht gebuchtet und die Scheide daselbst etwas verdickt. Der linke Sehnerv im Ganzen entsprechend der starren dilatierten Carotis abgeplattet und ausserdem unten aussen im Bereich der Ophthalmica mit einer kleinen Kerbe versehen. An den centralen Bündeln, nicht aber an den randwärts gelegenen, Abplattungen in ganz leichtem Bogen über der Carotis und Verschmälerung der dazwischenliegenden Septen.

Fall X. F. 582, männlich, 71 Jahre alt, gestorben 22. 8. 91. — Vor 4 Jahren Schlaganfall mit rechtsseitiger Lähmung. Demenz. Früher Potus. Über Lues nichts bekannt. Functionelle Prüfung nicht möglich. Ophthalmoskopisch (Dr. Höltzke): Nichts Besonderes. Pupillen in Ordnung. Aus dem Sectionsbericht sind zu erwähnen multiple Erweichungsherde in den grossen Hirnganglien und secundäre Degeneration des linken Pyramidenstranges u. s. w. Starke Sclerose der basalen Gefässe, insbesondere der Carotiden. Der linke Sehnerv (siehe Tafel I Figur 2) war im Ganzen abgeplattet, breit und niedrig; der rechte mehr von ovaler Form, indem nur die äussere Hälfte etwas verschmälert aussah. Am unteren Rande des linken fand sich ausserdem etwas nach aussen von der Mitte eine breite wenig tiefe Einbuchtung (a) entsprechend der Carotis; rechterseits war über demselben Gefäss unten aussen eine leichte Abflachung des Nerven. Weiter nach oben nahmen beide Sehnerven eine mehr rundliche Form an. Mikroskopisch waren im rechten Sehnerven die Bündel rund und gleich gross mit Ausnahme einiger über der Abflachung gelegener centraler Bündel von etwas länglichen Formen. Der linke, abgeplattete Sehnerv zeigte im centralen Teil über der Einbuchtung fast nur länglich verzogene und bei Pal'scher Methode zum Teil heller bleibende, also faserärmere Bündel und dazwischen verschmälerte Septen. Die Richtung der abgeplatteten Bündel in ihrer Gesamtheit entsprach einer leicht gekrümmten Linie, die annähernd parallel dem eingebuchteten Sehnervenrand verlief (siehe Tafel I Figur 2). Ausserdem waren die dem oberen Rand anliegenden Bündel des Sehnerven kleiner und zahlreicher, die Septen breiter als auf der entgegengesetzten Seite. Im Übrigen bestand in beiden Sehnerven nirgends Kernvermehrung oder deutliche Atrophie. Das Bindegewebe in der Nachbarschaft der kleinen, etwas verdickten Gefässe war stellenweise ein wenig verbreitert. Corpora amylacea waren spärlich, besonders in der am unteren Rande etwas verdickten Nervenscheide anzutreffen. An verschiedenen Stellen der Peripherie machte sich ausserdem Fuchs'sche Atrophie bemerkbar.

Résumé: Demenz. Hemiplegie. Opthalmoskopisch nichts Besonderes. Functionelle Prüfung nicht möglich. Linker Sehnerv platt und gebuchtet entsprechend der dilatierten Carotis. Abplattung der darüber liegenden centralen Nervenbündel parallel dem eingebuchteten Nervenrand, atrophische Erscheinungen an denselben und Verschmälerung ihrer Septen. Rechter Sehnerv entsprechend der veränderten Carotis unten aussen leicht abgeplattet, darüberliegende centrale Bündel etwas länglich verzogen. Die Nervenscheide beiderseits in der Nähe der Carotis ein wenig verdickt.

Fall XI. R. 813, männlich, 45 Jahre alt, gestorben 2. 9. 91. — Dementia paralytica. Functionelle Prüfung nicht möglich. Ophthalmoskopisch (Dr. Höltzke): Papillen leicht grau. Rechte Pupille etwas grösser als die linke. Lichtreaction und Convergenzverengerungen fehlen. Über Potus und Lues nichts bekannt Nach dem Sectionsbericht bestand Lungenödem, Atherom der Aorta und der basalen Gefässe. Der linke Sehnerv zeigte hinter dem Foramen opticum eine länglichrunde Form und unten in der Mitte eine kleine, scharfe Kerbe. Der rechte Sehnerv war von mehr ovaler Form, indem am unteren Rand nach aussen hin eine breite und flache Einbuchtung bestand. An der tiefsten Stelle derselben fand sich noch eine kleine, scharfe Kerbe. Beiderseits in den kleinen Kerben lag die erweiterte Augenarterie, ein Verhalten, welches man am besten an der Leiche auf dem gewöhnlichen Durchschnitt dicht hinter dem Foramen sehen konnte, während die rechtsseitige breitere Einbuchtung der dilatierten Carotis entsprach. In der inneren Hälfte des rechten Sehnerven waren mikroskopisch die Nervenbündel rund; in der äusseren dagegen über der Einbuchtung sahen die centralen Bündel in einem leichten Bogen um dieselbe länglich verzogen und abgeplattet aus. Zugleich konnte man daselbst eine Verschmälerung der Septen bemerken. Die dem unteren Rand naheliegenden Bündel zeigten im Allgemeinen runde Formen; nur über der Tiefe der Kerbe und von da bis zu den centralen Bündeln war eine, wenn auch nur leichte Abplattung dieser Bündel zu constatieren. Auch die an der entsprechenden Gegend nach dem oberen Rand hin gelegenen Bündel waren zum Teil länglich verzogen und die Septen auch hier verschmälert. Die übrigen, runden Bündel waren nach dem oberen Rande kleiner als auf der entgegengesetzten Seite. Gleichwie die Carotis und Ophthalmica, zeigten auch die kleinen Gefässe des Sehnerven eine Erweiterung und Wandverdickung. Die anliegende Nervenscheide wies eine geringe Verbreiterung ohne Kernvermehrung auf. Während Corpora amylacea fehlten, war Fuchs'sche Atrophie überall, die centralen Bündel ausgenommen, zu sehen. Im linken Sehnerven fanden sich ähnliche Verziehungen der centralen über der Kerbe gelegenen Bündel, während die nach dem Rand hin gelegenen Bündel ihre runde Form bewahrt hatten. Im Übrigen zeigte der linke Sehnerv dasselbe Verhalten wie der rechte, abgesehen von einer schmalen aussen oben gelegenen Randzone, welche eine einfache Atrophie erkennen liess. Die Randbündel enthielten hier nur noch zerstreut vereinzelte Nervenfasern. Nirgends war Kernvermehrung vorhanden. Die Septen und die Scheide zeigten daselbst überhaupt keine Veränderungen. Diese Randatrophie nahm als schmaler Saum etwa ein Viertel des Nervenumfanges ein.

Résumé: Dementia paralytica. Functionelle Prüfung nicht möglich. Ophthalmoskopisch: Papillen etwas grau. Beiderseits unten am Sehnerven eine Kerbe entsprechend der dilatierten Ophthalmica. Rechts ausserdem ebendaselbst breitere Einbuchtung am Orte der dilatierten Carotis. Links centrale Bündel über der Kerbe in nach unten concavem Bogen abgeplattet; oben aussen Randatrophie. Rechts über der Einbuchtung ebenfalls Abplattung der centralen und direct nach dem oberen und unteren Rand hin gelegenen Bündel in leichterem, nach unten concavem Bogen.

Fall XII. M. 922, männlich, 55 Jahre alt, gestorben 30. 9. 91. — Dementia paralytica. Kein Potus, keine Lues. Functionelle und ophthalmoskopische Prüfung nicht möglich. Aus dem Sectionsbericht ist hervorzuheben Atherom der Aorta und der basalen Gefässe, Bronchopneumonie. Der rechte Sehnerv war hinter dem Foramen länglichrund und zeigte unten innen eine ganz leichte Einbuchtung über der Carotis. Der linke, entsprechend der stärker veränderten Carotis im Ganzen etwas platte Sehnerv war unten etwas nach innen von der Mitte stark eingekerbt, und die innere Hälfte des Nerven dadurch noch abgeplatteter als die äussere. An der Leiche sah man deutlich in dieser Kerbe die erkrankte Ophthalmica liegen, wenn man von hinten her die Gegend des Foramens genauer betrachtete. Die Nervenscheide war an dieser Stelle deutlich verdickt. Mikroskopisch nahm man an dem rechten Sehnerven entsprechend der seichten Einbuchtung eine leichte Abplattung der centralen darüberliegenden Bündel wahr; die übrigen Bündel waren rund und gleich gross. Die Septen schienen leicht verbreitert und ihre länglichen Kerne vielleicht etwas vermehrt zu sein. Die kleinen Gefässe waren in der Wand verdickt. Corpora amylacea fanden sich vereinzelt und Fuchs'sche Atrophie nur in der Peripherie. Am linken Sehnerven waren in der Nähe der Tiefe der Kerbe die Bündel etwas in die Länge gezogen, und die weiter davon nach innen gelegenen centralen Bündel, welche in leichtem Bogen um die Kerbe verliefen, zeigten noch stärkere Abplattung. Die übrigen Bündel waren alle rund und die dem oberen Rand nähergelegenen kleiner und ihre Septen breiter als an der unteren Seite. Die Septen, welche nirgends verbreitert waren, rückten innerhalb des Gebietes der abgeplatteten Bündel etwas näher an einander. Während die rechte

Carotis wenige Veränderungen zeigte, und dementsprechend die Einbuchtung am rechten Nerven nicht so bedeutend war, fand sich an der linken Carotis und Ophthalmica eine stärkere Erweiterung und Verdickung der Intima.

Résumé: Dementia paralytica. Functionelle und ophthalmoskopische Untersuchung nicht möglich. Der linke Sehnerv, entsprechend der veränderten Carotis, allgemein abgeplattet und entsprechend der Ophthalmica unten gekerbt. Abplattung der centralen über der Kerbe gelegenen und zum Teil der anliegenden Bündel in nach unten leicht concavem Bogen. Im rechten Sehnerven geringe Verbreiterung der Septen, Einbuchtung entsprechend der wenig veränderten Carotis und geringe Abplattung der darüberliegenden centralen Bündel.

Fall XIII. Z. 199, männlich, 73 Jahre alt, gestorben 30. 4. 90. — Vor sieben Jahren Trauma capitis; dann Epilepsie. Demenz. Potus. Über Lues nichts bekannt. Functionelle Prüfung nicht möglich, ophthalmoskopische desgleichen. Aus dem Sectionsbericht ist hervorzuheben: Die Gefässe der Basis zeigen verdickte Wandungen; besonders klaffen die Carotiden, und ihre Innenfläche ist rauh. Beide Sehnerven erscheinen etwas breit und platt, unten tief gefurcht. Dieses Verhältnis ist noch deutlicher an dem im Schädel zurückgebliebenen Teil zu sehen. Von hinten her erkennt man daselbst, dass diese Furchen dem Eindruck entsprechen, den die erkrankte Arteria ophthalmica macht. Ausserdem bestehen Gefässveränderungen an den übrigen Teilen der Basis, und in den grossen Ganglien des Gehirns sind zerstreute kleine Erweichungsherde resp. Hohlräume, Atherom der Aorta, Lungenödem. Mikroskopisch zeigte der im Ganzen etwas breite und platte rechte Sehnerv (siehe Tafel II Figur 3) hinter dem Foramen an den Bündeln um die Tiefe der beschriebenen Kerbe (a) eine leichte Abplattung und Verziehung, abgesehen von der äussersten Schicht, während die Septen hier nicht wesentlich verschmälert waren. Die darüber gelegenen centralen Bündel dagegen erschienen viel stärker verzogen und abgeplattet und waren zugleich in einem stärkeren Bogen um die Kerbe gekrümmt. Aber nicht allein die direct über der Kerbe gelegenen Centralbündel waren in dieser Weise verändert, sondern es beteiligten sich auch noch in abnehmender Stärke die sich rechts und links in der Richtung dieses Bogens zunächst anschliessenden centralen Bündel. Die Septen zwischen den verschmälerten Bündeln waren auch verschmälert und rückten entsprechend der Verschmälerung der Bündel näher an einander. Einzelne der verschmälerten Bündel erschienen bei Pal'scher Färbung heller als die rund geformten, und man sah dementsprechend in ihnen die Nervenfasern weniger dicht stehen. Von den übrigen mehr oder weniger rundlichen Nervenbündeln waren die dem oberen Rande naheliegenden vielfach deutlich kleiner und mit kleineren Septen versehen als an der unteren Seite. Die kleinen Gefässe im Nerven hatten eine etwas verdickte Wand. Corpora amylacea fanden sich spärlich, Fuchs'sche Atrophie nur in der Peripherie. Die Nervenscheide war innerhalb der Kerbe leicht verdickt. Der linke, auch etwas platte Sehnerv zeigte entsprechend der geringeren Tiefe der Kerbe auch geringere Veränderungen an den Nervenbündeln, und zwar waren hier die zunächstliegenden Bündel rund und nur die centralen Bündel in ähnlicher Weise wie links beteiligt. Die übrigen Verhältnisse boten gegenüber der andern Seite nichts Besonderes. Die Arteria ophthalmica, welche beiderseits der Längsachse des Nerven entsprechend in der Kerbe lag zeigte eine deutliche Erweiterung ihres Lumens und Verdickung ihrer Wand. Nach auf- und abwärts waren die Kerben nur auf eine kurze Strecke zu verfolgen.

Unter dem Chiasma fand sich ausserdem noch beiderseits eine leichte Einbuchtung des unteren Sehnervenrandes. Es bestanden hierselbst Unregelmässigkeiten in der Anordnung und Ausdehnung der verschiedenen Bestandteile der Sehnerven. Es waren kleinste Faserbündel gleichsam vorgeschoben in die Scheide; dieselben erschienen sonst gut in sich geschlossen und färbten sich mit der Pal'schen Methode gleichmässig dunkel. Ausserdem verliefen von dieser Stelle des unteren Randes Septen nach der einen Seite des Sehnerven hin in radiärer Weise. Die Nervenbündel waren dazwischen entsprechend der Richtung der Radien länglich geformt, selbst die am unteren Rand liegenden. Am oberen Rande beider Nerven verliefen viele Fasern horizontal. Die zuletzt beschriebenen Eigentümlichkeiten der Sehnerven müssen, wie auch in früheren Fällen, als angeborene betrachtet werden.

Résumé: Epilepsie. Demenz. Functionelle und ophthamoskopische Prüfung nicht möglich. Starkes Klaffen der Carotiden Sehnerven dementsprechend etwas breit und platt. Beiderseits tiefe Kerben unten am Sehnerven, in denen die stark veränderten Augenarterien liegen. Abplattung der darübergelegenen centralen Nervenbündel am linken Sehnerven und vielleicht spärlicheres Vorhandensein von Nervenfasern daselbst. Am rechten ausserdem auch noch Verziehung der näher um die Kerbe gelegenen Bündel mit Ausnahme der direct dem Rande anliegenden. Verschmälerung der zwischen den abgeplatteten Bündeln liegenden Septen.

Vor dem Chiasma beiderseits unten kleine angeborene Einbuchtungen der Sehnerven mit Unregelmässigkeiten in der Verteilung der Septen (teilweise radiäre Anordnung) und in der Form und Grösse der Bündel.

Fall XIV. L. 672, männlich, 54 Jahre alt, gestorben 9. 5. 92. — Dementia paralytica. Potus. Über Lues nichts bekannt. Kniephänomene fehlen. Ophthalmoskopisch (Dr. Höltzke 22. 9. 91): Papillen bieten nichts Besonderes. Lichtreaction der Pupillen sehr schwach. Convergenzverengerung besser. Functionelle Prüfung nicht möglich. Aus dem Sectionsbericht ist hervorzuheben Nephritis interstitialis chronica, Arteriosclerosis chronica an den basalen Gefässen, graue Verfärbung der Hinterstränge. Der rechte Sehnerv war länglich rund; der linke hatte unten innen eine kleine Einkerbung, in welcher die erweiterte Augenarterie lag. Dementsprechend war die innere Hälfte des Nerven schmäler und die Form des Ganzen mehr oval. Mikroskopisch (Marchi mit anderen Färbungen combiniert) zeigten sich im rechten Sehnerven und zwar nur im Bereich der einzelnen überall runden Bündel etwa je ein oder zwei schwarze Körnchen. Nach dem oberen Rand hin waren die Bündel kleiner und ihre Septen breiter als unten. Fuchs'sche Atrophie fehlte nur in den centralen Teilen des Nerven. Die kleinen Gefässe der Scheide und des Nerven zeigten etwas erweiterte Lumina und verdickte Wandungen, Im linken Sehnerven fand sich eine ganz leichte Abplattung der centralen über der Einbuchtung liegenden Bündel der inneren Hälfte des Nerven nebst schwach concaver Krümmung nach unten und Verschmälerung der zwischen ihnen liegenden Septen. Sonst bot der linke Sehnerv überall dieselben Verhältnisse, wie der rechte, insbesondere auch in den abgeplatteten Bündeln.

Résumé: Dementia paralytica. Functionelle Prüfung nicht möglich. Ophthalmoskopisch nichts Besonderes. Links leichte Abplattung der centralen über der der erweiterten Augenarterie entsprechenden Kerbe gelegenen Bündel nebst schwach concaver Krümmung nach unten und Verschmälerung ihrer Septen. Bei Marchi daselbst dasselbe normale Verhalten wie anderwärts.

Fall XV. P. 636, männlich, 39 Jahre alt, gestorben 23. 2. 92. — Dementia paralytica. Lues vorhanden. Potus zweifelhaft. Resultate der functionellen Augenprüfung wegen der Demenz unsicher. Linke Pupille grösser als die rechte. Lichtreaction rechts spurweise, links fehlend. Convergenzverengerung beiderseits schwach. Ophthalmoskopisch (Dr. Höltzke 11. 11. 91): Papillen bieten nichts Besonderes. Aus dem Sectionsbericht ist hervorzuheben Arteriosclerosis chronica, auch der basalen Gefässe, Hydronephrosis sinistra, Nephritis parenchymatosa chronica dextra, Papilloma vesicae urinariae, Colitis diphterica. Der rechte Sehnerv war auf dem Durchschnitt dicht hinter dem Foramen opticum unten innen da, wo die etwas erweiterte und in ihrer Wand verdickte Augenarterie lag, schwach eingekerbt, während der linke an derselben Stelle eine stärkere Einkerbung zeigte, über welcher die ganze innere Hälfte des Nerven von oben nach unten etwas verschmälert war. Mikroskopisch sah man (nach Marchi mit Combinationsfärbungen) fast gar keine schwarzen Körnchen im rechten Sehnerven; nur in einzelnen Bündeln am oberen Rand waren einzelne oder mehrere zu sehen. Die centralen Bündel in der inneren Hälfte des Nerven über der Einbuchtung zeigten sich länglich verzogen, leicht abgeplattet und schwach nach unten concav gekrümmt, ihre Septen verschmälert. Die dem oberen Rand nahegelegenen Bündel waren etwas kleiner als die der entgegengesetzten Seite. Fuchs'sche Atrophie fand sich nur in der Peripherie. Links waren die centralen Bündel der inneren Hälfte deutlich abgeplattet über der Einkerbung und lagen in leichter Krümmung um dieselbe herum, während ihre Septen verschmälert waren. Sonst verhielt sich alles wie rechts.

Résumé: Dementia paralytica. Functionelle Prüfung unsicher. Ophthalmoskopisch nichts Besonderes. Über den erkrankten Augenarterien Einkerbung beider Sehnerven. Leichte Abplattung der darüberliegenden centralen Bündel in nach unten schwach concavem Bogen und Verschmälerung ihrer Septen ohne weitere besondere Befunde nach Marchi u. s. w.

Der folgende Fall von Formveränderung des Sehnerven zeigt nach allen Richtungen eine grosse Ähnlichkeit mit den bis jetzt beschriebenen. Leider war bei der Section das Verhalten der Arteria ophthalmica nicht genauer festgestellt worden, und zur weiteren Untersuchung war nur der intracranielle Sehnervenabschnitt reserviert worden. Obwohl die Gefässe, insbesondere auch der Hirnbasis, soweit sie untersucht wurden, zartwandig waren, ergab doch die mikroskopische Untersuchung der kleinen Sehnervengefässe deutliche Zeichen von Arteriosclerose, und es erlaubt dieser Umstand wohl einigermassen, die Annahme einer gleichen Erkrankung der Ophthalmica zu machen, auf welche die Formveränderung des Sehnerven zu beziehen sein dürfte, zumal da sonstige Veränderungen in der Nachbarschaft nicht gefunden wurden, welche eine derartige Wirkung auf den Nerven hätten ausüben können. Ich glaube, diese Annahme um so eher machen zu dürfen, als wiederholt schon mir und auch Anderen, worauf ich noch zurückkommen werde, umschriebene auf einen ganz kleinen Bezirk beschränkte Gefässveränderungen bei den Sectionen vorgekommen sind, z. B. am letzten Bogen der Carotis interna und dem benachbarten Gebiet der Ophthalmica bei Intactheit der übrigen

Gefässe. Es ist klar, dass derartige Befunde leicht übersehen werden können, wenn man die genannten Gefässgebiete nicht auf das Genaueste untersucht. Der in Rede stehende

Fall XVI. H. 1177, männlich, 44 Jahre alt, gestorben 21. 5. 91. betrifft einen Paralytiker. Über Potus und Lues nichts bekannt. Rechts Atrophia bulbi in Folge eines in der Jugend erlittenen Traumas. Links functionelle Prüfung nicht möglich; Lichtreaction spurweise; Convergenzverengerung deutlich. Ophthalmoskopisch (Dr. Höltzke): Linke Papille normal. Aus dem Sectionsbericht ist hervorzuheben: Nephritis interstitialis. Die grossen Gefässe, insbesondere auch der Hirnbasis, zartwandig. Graue Atrophie des rechten Sehnerven, welcher halb so dick wie der linke war. Letzterer, im Ganzen etwas breit und platt, zeigte unten eine längsverlaufende Kerbe, welche, auf dem Durchschnitt dicht hinter dem Foramen am tiefsten, nach hinten rasch abnahm. Bei der mikroskopischen Untersuchung zeigte der rechte Sehnerv atrophische Veränderungen entsprechend der Bulbusatrophie, worauf ich hier nicht näher eingehen will. Der linke wurde zunächst auf Schnitten in der Mitte des intracraniellen Abschnittes untersucht, woselbst von der Kerbung nichts mehr zu sehen war. Hier fiel eine über den ganzen Nervenquerschnitt ausgedehnte anscheinende Verbreiterung des Septensystems auf. Bei genauerer Untersuchung zeigte es sich indess, dass nirgends die Septen verbreitert waren, sondern dass die Randzone der Nervenbündel atrophisch war. Sie zeigte dieselben Veränderungen wie die an der Peripherie gelegenen Bündel mit Fuchs'scher Atrophie. Im übrigen waren die Faserbündel überall gleich gross und rund. Die kleinen Gefässe waren deutlich erweitert, zum Teil geschlängelt und in der Wand verdickt. Auch in der Nervenscheide fanden sich stark dilatierte Gefässe mit beträchtlich verdickter Wand. Auf Schnitten hinter dem Foramen waren in der inneren Hälfte des Nerven über der Kerbe die centralen Bündel abgeplattet, im Bogen um die Kerbe verzogen und ihre Septen dementsprechend verschmälert. Die übrigen Bündel erschienen rund und die direct über der Kerbe liegenden oberen Randbündel kleiner als die unteren. Sonst war überall mit Ausnahme der abgeplatteten Bündel Fuchs'sche Atrophie, wie schon oben beschrieben, zu sehen. Die Nervenscheide zeigte sich in der Kerbe stark verdickt und enthielt vielleicht etwas mehr Kerne. Corpora amylacea waren spärlich, Gefässänderungen, wie oben, vorhanden.

Résumé: Dementia paralytica. Rechts Atrophia bulbi et nervi optici. Links functionelle Prüfung nicht möglich. Ophthalmoskopisch nichts Besonderes. Kerbe unten innen am Sehnerven in der Gegend des Foramen opticum. Darüber Abplattung der centralen Bündel im Bogen um dieselbe. Nervenscheide in deren Gebiet verdickt. Gefässe der letzteren und des Sehnerven erweitert und verdickt. Auf Durchschnitten des intracraniellen Sehnerven überall Fuchs'sche Atrophie. Es muss mit Rücksicht auf die nachgewiesenen Veränderungen der kleinen Gefässe als wahrscheinlich angenommen werden, dass die Augenarterie auch entsprechend erkrankt war und nach Analogie der früher beschriebenen Fälle in der Kerbe gelegen resp. dieselbe bedingt hat.

Fall XVII. S. 1959, männlich, 73 Jahre alt, gestorben 28. 2. 91. — Hemiplegia dextra. Hemianopsia homonyma dextra nach vor einiger Zeit erlittenem Schlaganfall. Potus und Lues nicht nachweisbar. Senile Demenz mit hypochondrischer Färbung. Erscheinungen von optischer Aphasie. Arteriosclerosis chronica. Augenuntersuchung (29. 9. 90): Pupillen gleich. Lichtreaction und Convergenzverengerung erhalten. Augenbewegungen vielleicht nicht ganz ausgiebig bis in die Endstellungen. Angaben über das Gesichtsfeld sehr unsicher; dasselbe vielleicht rechts aussen eingeschränkt. Farbensinn scheint erhalten zu sein. Sehschärfe jedenfalls nicht wesentlich herabgesetzt. Refraction: — 10. Ophthalmoskopisch (Dr. Höltzke): Rechte Papille etwas blasser als normal. Am 6. 10. 90. wird festgestellt, dass von rechts kommende Gegenstände erst spät wahrgenommen werden mit dem rechten Auge, von links kommende sehr früh mit dem linken Auge. Aus dem Sectionsbericht ist hervorzuheben Bronchopneumonie, Nephritis interstitialis chronica, Arteriosclerosis chronica auch der basalen Gefässe, Encephalomalacia flava circumscripta corporis caudati, thalami optici, capsulae internae sinistri lateris. Sehnerven platt, weiss. Beiderseits unten innen eine Vertiefung; in derselben und unter dem abgeplatteten Nerven liegen die bedeutend erweiterten Gefässe, Ophthalmica resp. Carotis. Im Rückenmark auch mikroskopisch secundäre Degeneration des rechten Hinterseitenstranges und linken Pyramidenvorderstranges. In der erweichten Zone der linken Hemisphäre fand sich ein schmaler Hohlraum mit zahlreichen Fettkörnchenhaufen und viel bräunlichem Pigment. Die mikroskopische Untersuchung dieses Falles wurde von Herrn Dr. Weber ausgeführt, welcher mir die Benutzung der Opticusschnitte für vorliegende Arbeit freundlichst überlassen und eine Durchsicht der übrigen Präparate gestattet hat. Ohne mich auf eine weitere Beschreibung dieses Falles einlassen zu können, gebe ich hier die mikroskopischen Befunde an den Sehnerven ausführlicher an. Der linke über der erweiterten und zum Teil verkalkten Carotis liegende Sehnerv (siehe Tafel II Figur 4) ist breit und niedrig. Am unteren Rande, mehr nach innen hin, besitzt er entsprechend der erweiterten Ophthalmica eine leichte Einbuchtung (a). Die centralen Bündel des Nerven sind überall etwas länglich verzogen und die Septen daselbst zum Teil verschmälert. Eine deutlichere Abplattung der centralen Bündel ist über der beschriebenen Einbuchtung zu sehen und zugleich, dass die Richtung der abgeplatteten Bündel um die Einbuchtung leicht gebogen ist. An einer vertical über der Einbuchtung mitten im Nerven gelegenen Stelle sind einzelne stark abgeplattete Bündel bei Pal'scher Färbung heller als die übrigen Bündel des Nerven und dementsprechend faserärmer. Es finden sich sogar zwei kleine Stellen nicht weit von einander, an welchen die Nervenfasern vollständig verschwunden sind. Zwischen diesen abgeplatteten und zum Teil atrophischen Bündeln sind die Septen nicht deutlich verschmälert. Die dem oberen Sehnervenrand nahegelegenen Bündel sind zahlreicher und kleiner und mit etwas breiteren Septen versehen als die unteren. Direct über der Einbuchtung sieht man längliche Bündel bis fast an den oberen Rand, weniger weit jedoch nach dem unteren Rande hin. In der Peripherie des Nerven ist Fuchs'sche Atrophie spärlich vorhanden. Einzelne Gefässdurchschnitte zeigen etwas verdickte Wandungen. Die Nervenscheide ist ohne wesentliche Veränderungen; in ihr und am übrigen Nerven sieht man nirgends Kernvermehrung. Der rechte Sehnerv zeigt m. m. dasselbe Verhalten; nur insofern macht sich eine Abweichung von dem linken bemerkbar, als hier die Einbuchtung flacher und selbst an den abgeplatteten Bündeln nirgends Faserarmut oder Faserschwund zu constatieren ist.

Résumé: Senile Demenz. Hemiplegia und Hemianopsia homonyma dextra. Farbensinn scheint erhalten. Sehschärfe nicht wesentlich herabgesetzt. Ophthalmoskopisch: Rechte Papille blasser als normal. Encephalomalacia flava circumscripta corporis caudati, thalami optici, capsulae internae sinistri lateris. Arteriosclerosis chronica auch der basalen Gefässe. Sehnerven dementsprechend abgeplattet und ausserdem noch eingekerbt. Die centralen Bündel sind überall länglich verzogen in leichtem Bogen entsprechend der Carotis und ausserdem in stärkerem entsprechend der Ophthalmica, links auch die nach dem oberen Rand hin liegenden Bündel, die Septen sind zum Teil verschmälert und linkerseits über der Einkerbung atrophische Erscheinungen an den abgeplatteten Nervenbündeln vorhanden.

Fall XVIII. L. 833, männlich, 49 Jahre alt, gestorben 24. 12. 91. — Dementia paralytica. Über Potus und Lues nichts bekannt. Pupillen eng. Lichtreaction fehlt. Convergenzverengerung ist vorhanden. Functionelle Prüfung und ophthalmoskopische Untersuchung wegen grosser Unruhe nicht genau ausführbar. Kniephänomen gesteigert. Aus dem Sectionsbericht ist hervorzuheben Pleuropneumonie, Arteriosclerosis chronica, insbesondere auch der Carotiden und der Augenarterien, neben denen die Sehnerven, welche sonst auf dem gewöhnlichen Durchschnitt an der Leiche weiss aussahen, mannigfache Eigentümlichkeiten darboten. Sie waren auf Durchschnitten hinter dem Foramen etwas platt. Der rechte zeigte unten eine seichte

Einbuchtung, welche am stärksten etwas innen von der Mitte hervortrat und der anliegenden starrwandigen und dilatierten Carotis entsprach. Die Ophthalmica zeigte sich auf dieser Seite nicht wesentlich verändert. Der linke Sehnerv war entsprechend der erkrankten Carotis leicht gebuchtet und abgeplattet, und zwar mehr im äusseren, als im inneren Abschnitt. Auf Durchschnitten der Sehnerven innerhalb des Canals waren rechts gewöhnliche Formverhältnisse, links dagegen wies der Nerv (siehe Tafel III Figur 5) unten etwas aussen von der Mitte eine starke Einkerbung (a) entsprechend der dilatierten Ophthalmica (o) auf. Diese Rinne verlief eine kleine Strecke weit an der Unterfläche des Nerven in dessen Längsrichtung. Auf Durchschnitten war der Nerv in seiner inneren Hälfte normal gerundet, in der äusseren verschmälerte er sich entsprechend der Einbuchtung allmählich, um am äussersten Rande fast spitz zuzulaufen. Es wurden beiderseits an Serienschnitten die weiteren Veränderungen der Sehnerven in der Gegend des Foramen opticum, sowie in auf- und absteigender Richtung festgestellt. Mikroskopisch waren auf Durchschnitten des rechten Sehnerven hinter dem Foramen die Faserbündel der inneren Nervenhälfte, soweit sie mehr central lagen, in leichtem Bogen abgeplattet und verschmälert, während die Septen daselbst dementsprechend nähergerückt waren und an Breite abgenommen hatten. Die übrigen Bündel des Sehnerven waren von rundlicher Form; nur die dem oberen Rand anliegenden, welche im Allgemeinen kleiner als die an der unteren Seite waren, boten, soweit sie über der Einbuchtung lagen, auch eine leichte Abplattung. Bei Pal'scher Färbung sahen die abgeplatteten Bündel etwas heller aus als die runden. Sie enthielten weniger Faserquerschnitte, und dieselben standen weiter auseinander. Ausserdem waren in dieser Gegend mehr Kerne vorhanden als in den übrigen Sehnervenabschnitten. Es dürfte diese Kernvermehrung indess nur eine scheinbare sein, da bei der Verschmälerung der Nervenbündel und Abplattung die sie umgebenden bindegewebigen Teile, welche durchaus nicht verbreitert, sondern eher verschmälert waren, dichter gedrängt standen. Die kleinen Gefässe des Sehnerven zeigten eine Verdickung ihrer Wand. Corpora amylacea fanden sich spärlich, Fuchs'sche Atrophie nur in der Peripherie, und an der Stelle der Einbuchtung eine leichte Verdickung der Nervenscheide. In absteigender Richtung zeigte der rechte Sehnerv innerhalb des Canals keine Formveränderung; auch konnte man an der Ophthalmica hierselbst nur stellenweise eine leichte Verdickung der Intima nachweisen. Dagegen war im Gebiete der centralen Bündel der inneren Sehnervenhälfte eine allgemeine Verschmälerung der Bündel zu sehen; die Septen rückten dementsprechend näher an einander, und es machte den Eindruck, als ob die Kernvermehrung hier vorhanden wäre. Letztere war jedoch auch hier nur scheinbar und durch das Zusammenrücken der Teile bedingt, ohne dass sich eine wirkliche Bindegewebswucherung mit Kernvermehrung nachweisen liess. Bei Pal'scher Färbung erschienen auch hier die verkleinerten Bündel heller als die übrigen. An der Peripherie des Nerven fand sich Fuchs'sche Atrophie. Weiter bulbärwärts liess sich überall im Innern des Nerven eine ähnliche Zone erkennen, in welcher die Nervenbündel verschmälert, die Septen, ohne wesentlich verbreitert zu sein, einander nähergerückt und dementsprechend die Kerne dichter stehend erschienen. Zugleich konnte man wahrnehmen, dass die Lage dieser umschriebenen Zone gegen den Eintritt der Centralgefässe hin sich von der inneren mehr nach der äusseren Nervenhälfte verschob und nach dem Eintritt derselben aussen und mehr oben von ihnen anzutreffen war. Noch weiter nach unten erreichte diese Zone etwas über der Mitte den äusseren Rand. Um die Centralgefässe, sowie in der Peripherie war in dieser Gegend Fuchs sche Atrophie in gewöhnlicher Weise vorhanden. An horizontalen Serienschnitten durch das unterste Ende des Sehnerven und die Papille sah man zunächst, von oben nach unten fortschreitend, aussen und innen keine Veränderungen an dem Nerven; alsdann kam, bevor die Mitte des Nerven erreicht war, eine Reihe von Schnitten, in denen sich von der inneren, normalen Hälfte des Nerven die äussere deutlich unterschied. Es fand sich hier in einer dem Rand anliegenden Zone, welche gegenüber dem ganzen Querschnitt verhältnismässig klein zu nennen war, die normale Structur des Sehnerven stellenweise vollständig verwischt, indem die Nervenbündel zum Teil bedeutend verschmälert, zum Teil ganz geschwunden waren, und an ihrer Stelle sich vermehrtes Bindegewebe mit länglichen Kernen, hie und da auch mit Anhäufung von runden Kernen vorfand. Diese Veränderungen erstreckten sich bis in die Lamina cribrosa hinein, während die zugehörigen äusseren Netzhautabschnitte. soweit sie in den Präparaten erhalten waren, eine Verschmälerung der Nervenfaserschicht daselbst und ein dichteres Zusammenstehen der Kerne in derselben erkennen liessen. Bevor die grösste Breite des Nerven bei weiterer Betrachtung der Serie erreicht war, zeigte sich indess auch in der äusseren Hälfte wieder ein normales Verhalten, desgleichen überall in der unteren Hälfte des Nerven und der Papille. In aufsteigender Richtung zwischen Foramen opticum und Chiasma sah man im centralen Teil des Sehnerven nach der medialen Seite hin vielleicht etwas näher aneinander stehende Kerne, indem die Bündel hier etwas verschmälert und die Septen näher an einander getreten waren. Weiter hinauf im Chiasma liessen sich wesentliche Veränderungen nicht nachweisen.

Auf Durchschnitten des linken Sehnerven dicht hinter dem Foramen waren die centralen Bündel der äusseren Nervenhälfte bis fast an den äusseren Rand hin in nach unten leicht concavem Bogen zum Teil sehr beträchtlich abgeplattet und ihre Septen dementsprechend so nahe gerückt, dass diese Stelle sofort in die Augen fiel. Nirgends bestand indess daselbst Bindegewebswucherung oder Kernvermehrung. Es war nur zu bemerken, dass die Kerne entsprechend dichter standen, zumal da einzelne Nervenbündel stark verschmälert waren und viel weniger Faserquerschnitte erkennen liessen. Die übrigen

Nervenbündel zeigten eine runde Form und erschienen nach dem oberen Rand hin kleiner als unten. Die weiteren mikroskopischen Befunde waren an dieser Stelle dieselben wie rechts. Innerhalb des Canals zeigte der Nerv (siehe Tafel III Figur 5) entsprechend der tiefen Einkerbung noch schwerere Veränderungen seiner nervösen Elemente. Die in der äusseren Hälfte des centralen Sehnervenabschnittes gelegenen Bündel waren alle so stark abgeplattet, dass die Nervenfasern fast ganz fehlten, und lagen in der Richtung eines der Einkerbung entsprechenden Bogens. Die sich nach dem äusseren Rand anschliessenden Bündel erschienen ebenfalls abgeplattet, wenn auch nicht in so hohem Grade, während die übrigen Nervenbündel eine runde Form bewahrt hatten. Die Septen waren, entsprechend der Abplattung der Bündel, verschmälert und einander sehr nahe gerückt, zumal da, wo die Nervenfasern verschwunden waren. Am deutlichsten traten diese Verhältnisse, besonders der Fasermangel, hervor in einer vertical über der Einbuchtung (a) liegenden Zone. Die Kerne standen in der Gegend der Abplattung gleichmässig dichter als anderwärts, indem sie näher an einander gerückt waren. Nirgends liess sich eine Bindegewebswucherung oder locale Kernanhäufung beobachten. Entsprechend der Einbuchtung war die Nervenscheide etwas verdickt. In absteigender Richtung auf Schnitten dicht unterhalb des Foramen opticum waren in dem centralen Gebiet der äusseren Sehnervenhälfte die Kerne gleichmässig dichter gestellt, wohingegen die Nervenbündel verschmälert und die Septen gleichmässig verbreitert erschienen. Während diese Kernvermehrung wohl auch nur eine scheinbare war, machte es daneben doch den Eindruck, als ob vielleicht hie und da mehr längliche Kerne als gewöhnlich vorhanden wären. An den verschmälerten Nervenbündeln traten die faserigen Elemente weniger deutlich hervor. Weiter bulbärwärts blieben diese Verhältnisse annähernd dieselben, nur dass nach dem Eintritt der Centralgefässe die beschriebene Zone auf Durchschnitten mehr nach dem äusseren unteren Rande hingerückt war. An horizontalen Serienschnitten durch den vordersten Teil des Sehnerven und die Papille fanden sich bei Betrachtung der Schnitte in der Reihenfolge von unten nach oben am äusseren Abschnitt des Sehnerven und der Papille alsbald deutliche Veränderungen. Sie betrafen die dem Nervenrand anliegende Gegend und bestanden in Verschmälerung resp. Schwund einzelner Faserbündel, Wucherung des interstitiellen Bindegewebes, Kernvermehrung, sodass die ursprüngliche Structur des Nerven an dieser Stelle fast ganz verloren gegangen war. Die mikroskopischen Befunde zeigten hier, wie weiter abwärts, dieselben Eigentümlichkeiten, wie an der andern Körperseite. Auf Horizontalschnitten, welche näher der Mitte des äusseren Randes lagen, waren die eben beschriebenen Veränderungen weniger deutlich zu sehen und in der oberen Sehnervenhälfte fanden sich überall annähernd normale Verhältnisse. Das Verhalten in aufsteigender Richtung vom Foramen bis zum Chiasma war annähernd dasselbe wie rechts, nur dass die daselbst beschriebenen Veränderungen vielleicht in etwas stärkerem Grade vorhanden waren.

Résumé: Dementia paralytica. Functionelle Prüfung und ophthalmoskopische Untersuchung nicht ausführbar. Entsprechend der arteriosclerotisch veränderten Carotis Abplattung und unten innen seichte Einbuchtung des rechten Sehnerven. Über letzterer Abplattung der centralen Bündel in leichtem Bogen und Verschmälerung ihrer Septen. Verminderung der Nervenfasern in den abgeplatteten Bündeln und Dichterstehen der Kerne. Am bulbären Ende des Nerven nach dem äusseren oberen Rand hin eine Zone mit deutlicher Bindegewebswucherung, Kernvermehrung und Schwund von Nervenbündeln. Es sind also an dem rechten Nerven zwei verschiedene Veränderungen: über der erkrankten Carotis eine Abplattung mit einfach atrophischen Erscheinungen an den centralen Bündeln, hinter der Papille eine umschriebene interstitielle Entzündung mit Schwund von Faserbündeln. Secundäre atrophische Erscheinungen lassen sich von der Netzhaut bis zum Chiasma in einer bestimmten Zone nachweisen. Wie weit dieselben indess von den Veränderungen der Nervensubstanz über der Carotis abhängen, ist bei dem Vorhandensein des zweiten destruierenden Processes, dessen ursächliche Momente unerkennbar waren, nicht genau festzustellen. Links, entsprechend der veränderten Carotis, Abplattung des Sehnerven und unten aussen leichte Einbuchtung. Veränderung der darüberliegenden centralen Bündel, wie rechts. Im Canal unten aussen eine tiefe Einkerbung des Nerven entsprechend der erweiterten Augenarterie. Da herum totale Abplattung der centralen und lateral gelegenen Nervenbündel mit Schwund ihrer Nervenfasern und Verschmälerung ihrer Septen, die ebenso wie die Kerne ganz nahe an einander gerückt waren. Am bulbären Ende des Sehnerven nach dem äusseren unteren Rand hin umschriebene interstitielle Veränderungen, wie auf der rechten Seite. Auch die übrigen Verhältnisse lagen m. m. wie rechts. Deutlicher als auf der rechten Seite zeigt sich übrigens links, dass die Annahme nicht gemacht werden darf, es handle sich bei den Veränderungen der Nervensubstanz nicht um eine locale Druckerscheinung, sondern nur um aufsteigende Veränderungen im Anschluss an den interstitiellen Process dicht hinter dem Bulbus; denn die atrophischen Erscheinungen, im orbitalen Teile des Sehnerven nicht in auffallendem Grade entwickelt, gewinnen in der Gegend über den Gefässen beträchtlich an Intensität, und für diesen Zuwachs muss ein neues Moment verantwortlich gemacht werden, welches in der Gefässerkrankung und ihrer Wirkung auf den Nerven zu suchen ist.

Fall XIX. F. 527, männlich, 74 Jahre alt, gestorben 19. 5. 91. — Epilepsie. Demenz. Über Potus und Lues nichts bekannt. Augenbefund (Dr. Höltzke, 1 Monat vor dem Tode): Rechts Cataracta senilis incipiens, Papillengrenzen verschwommen, besonders nach aussen unten, Arterien verdünnt; Pterygium nach innen, Macula nach aussen auf der Hornhaut. Links Grenzen der Papille verwaschen; nach innen im Bereich des Sehnerven sieht man rundliche weisse Figuren, von denen eine nasalwärts einen dunklen Saum hat. Pupillenbewegung in Ordnung. Weitere functionelle Prüfung nicht möglich. Aus dem Sectionsbericht sind die stark atheromatösen Veränderungen der Gefässe, auch der basalen Hirngefässe zu erwähnen; insbesondere fiel die starke Erweiterung und Verhärtung der rechten Carotis, weniger der linken, auf. Der rechte Sehnerv, welcher sonst auf dem gewöhnlichen Durchschnitt am hinteren Ende des Foramens weiss aussah, zeigte unten, mehr nach innen, eine leichte Einbuchtung, in welcher, der Längsachse des Nerven entsprechend, die etwas erweiterte Augenarterie verlief, während er weiter hinter dem Foramen, da, wo er über der veränderten Carotis lag, im Ganzen etwas platter gestaltet war. Der linke Sehnerv war weiss auf dem Durchschnitt und besass im Foramen eine unten in der Mitte gelegene deutliche Einbuchtung, entsprechend der veränderten und längs des Nerven verlaufenden Augenarterie. Weiter oben über der Carotis war er weniger platt als rechts. Im Foramen selbst war der rechte Sehnerv annähernd rund und nur entsprechend der Einbuchtung in seiner inneren Hälfte etwas verschmälert; der linke war dagegen viel platter und entsprechend der Einbuchtung verschmälert, besonders in seinem mittleren Teil.

Es wurden ausser den in Betracht kommenden Gefässen die beiden Sehnerven von der Papille ab bis in den Tractus auf Serienschnitten untersucht, und auch hier zeigten sich, wie im vorhergehenden Fall, ganz verschiedenartige pathologische Processe und ausserdem angeborene Eigentümlichkeiten neben den Befunden, welche als in Beziehung zur Gefässerkrankung stehend und übereinstimmend mit dem bis jetzt Mitgeteilten erhoben werden konnten. Der rechte Tractus und das Chiasma zeigten keine wesentliche Veränderung. Auf Durchschnitten des oberen intracraniellen Sehnerven fiel unten etwas nach aussen eine ganz seichte Einbuchtung auf; die Nervenscheide sprang hier in Form eines kleinen Dreiecks in die Randzone des Nerven vor und war von Faserbündeln verschiedener Grösse umgeben. Diese Bündel färbten sich nach Pal sämtlich gut, ebenso die meisten anderen des Querschnittes, nur nach der Mitte des Nerven hin waren einzelne faserärmere Bündel zu sehen. Von der genannten Einbuchtung zogen Septen radienartig besonders nach oben und aussen; die dazwischenliegenden Bündel waren entsprechend in die Länge gezogen. Parallel dem oberen Rande des Nerven sah man stellenweise horizontalen Verlauf der Nervenfasern. Fuchs'sche Atrophie fand sich in der Peripherie; Corpora amylacea waren zahlreich im Nerven und in seiner Scheide enthalten, und die kleinen Gefässe erschienen stellenweise in ihrer Wand verdickt. Die Einbuchtung des Nerven gerade an dieser Stelle, wo kein Gefäss unter ihm lag, lässt sich nur als angeborene Eigentümlichkeit erklären, zumal, da auch sonst in der Anordnung der Elemente des Sehnerven ein ungewöhnliches Verhalten gefunden wurde. Nahe hinter dem Foramen zeigte der im Ganzen, und zwar in seiner inneren Hälfte noch etwas mehr als in der äusseren, abgeplattete Nerv am unteren Rand und noch deutlicher im centralen Teil der ersteren Hälfte eine Abplattung der Nervenbündel in ganz schwachem Bogen mit leichten atrophischen Veränderungen. Ein Unterschied in der Grösse der dem oberen und dem unteren Rand naheliegenden Bündel war kaum zu erkennen. Fuchs'sche Atrophie fand sich nicht allein in der Peripherie, sondern auch bis in die centralen Teile des Nerven hinein. Auf Durchschnitten des im Foramen liegenden Nervenabschnittes war unten innen in der seichten Einbuchtung die etwas erweiterte Augenarterie zu bemerken, deren Intima zum Teil verdickt aussah. Über dieser Einbuchtung zog von unten nach oben ein schmaler bindegewebiger Streifen durch den Nerven und zerlegte den letzteren in einen grösseren äusseren und einen kleineren inneren Teil. Direct über der Einbuchtung war der Bindegewebsstrang, welcher aus fibrillärem Gewebe und einzelnen Kernen bestand, etwas breiter, um sich rasch zu verschmälern. Die Nervenbündel waren fast überall rund und färbten sich zumeist ganz dunkel mit Pal. Über der Einbuchtung sah man allerdings zum Teil im Anfangsteil des Bindegewebsstranges liegend einzelne Bündel, welche zum Teil faserlos waren; sonst konnte man jedoch in der nächsten Umgebung des Bindegewebsstreifens nirgends atrophische Erscheinungen an den Bündeln nachweisen, eben so wenig deutliche Abplattung von Faserbündeln; nur einige wenige centrale Bündel schienen etwas in die Länge gezogen zu sein. An einzelnen anderen centralen und an gewissen, nach dem inneren Rand hin liegenden Bündeln waren anscheinend die Nervenfasern spärlicher vorhanden. Die Nervenscheide war, wo sie der Augenarterie anlag, etwas verdickt. Auf weiteren Schnitten der Serie verschwanden bald die Einbuchtung und der den Nerven durchsetzende Bindegewebsstrang. Letzterer dürfte, zwischen sonst zumeist normalen Nervenbündeln gelegen, nur als eine angeborene Eigentümlichkeit aufzufassen sein. Ob die gleichzeitig gefundene Einbuchtung angeboren ist, oder ob sie in Beziehung zu den Veränderungen der Ophthalmica steht, lässt sich nicht gut entscheiden. Weiter nach unten im orbitalen Teile zeigte der Sehnerv im Ganzen gewöhnliche Verhältnisse, indess fiel auch hier an manchen Bündeln der

Mitte und des inneren Randes auf, dass sie weniger Nervenfasern hatten und sich weniger dunkel färbten. Unterhalb des Eintrittes der Centralgefässe fiel eine schmale etwa sichelförmige Zone auf, welche, zwischen den Gefässen und dem äusseren Rand gelegen, nach oben nicht ganz bis zum Rand reichte, während sie, nach unten etwas breiter werdend, bis an den Rand sich ausdehnte. Die Nervenfasern waren hierselbst in den einzelnen Bündeln mehr oder weniger geschwunden; jedoch in nur wenigen Bündeln war der Schwund ein vollständiger. Die Anordnung der Septen zeigte das gewöhnliche Verhalten; sie selbst waren vielleicht etwas breiter und nähergerückt in der genannten Zone. Die Kerne standen daselbst entsprechend näher, ohne dass man eine wirkliche Kernvermehrung erkennen konnte. Auch innen, oben am Rand des Nerven, fand sich eine schmale in derselben Weise veränderte Zone. Auf Schnitten ganz nahe hinter der Papille sah man ausserdem noch eine kleine kommaförmige Zone neben der Mitte des Innenrandes. Dieselbe zeigte mikroskopisch das gleiche Verhalten wie die beiden schon beschriebenen Zonen. Die drei mehr oder weniger atrophischen Stellen traten durch ihre hellere Färbung nach Anwendung der Pal'schen Methode für das blosse Auge sichtbar hervor. Eine auffallende Veränderung des interstitiellen Gewebes und irgendwie erhebliche Kernvermehrung war an ihnen nicht zu constatieren. Der unterste Teil der Sehnerven wurde im Zusammenhang mit der Papille auf horizontalen Serienschnitten untersucht. In der neben der Papille noch erhaltenen Aderhaut fanden sich unter der Pigmentschicht hier und da Auswüchse der Glashaut Im Sehnervenkopf selbst waren massenhaft Drusen auf allen Schnitten der Serie zu erkennen. Diese kugligen, concentrisch geschichteten, farblosen Körperchen, welche zum Teil allein lagen, zum Teil zu grösseren Haufen vereinigt waren, konnte man in beiden Hälften der Papille überall wahrnehmen, auf der temporalen Seite auch an der Ansatzstelle der Aderhaut und eine Strecke weit vor derselben. Die Nervenfasern waren entsprechend diesen Gebilden auseinander gedrängt, und es war in der Nähe der letzteren eine Kernanhäufung anscheinend vorhanden. Die chemische Natur der vorgefundenen Körperchen feststellen zu können, durfte man nicht ohne Weiteres erwarten, mit Rücksicht auf den Umstand, dass durch die Einwirkung der Müller'schen Flüssigkeit u. s. w. Veränderungen ihres ursprünglichen Verhaltens eingetreten sein konnten. Im Allgemeinen liess sich nur eine Indifferenz der genannten Gebilde gegenüber zahlreichen Reagentien und Farbstoffen constatieren. Durch Säuren, Alkalien, Aether-Alkohol wurden sie gar nicht beeinflusst; auch lieferten sie keine Amyloidreaction und eben so negativ verhielten sie sich gegenüber den Farbstoffen, insbesondere auch den Anilinfarben z. B. Eosin, Säurefuchsin-Picrinsäure u. s. w. Hinter der Lamina cribrosa waren keine derartigen Gebilde mehr anzutreffen; dagegen zeigte der Nerv daselbst an seinem untersten Ende auf den Horizontalschnitten innerhalb umschriebener kleiner Zonen eine Verminderung der Nervenfasern in einzelnen Bündeln bis fast zum Schwund derselben. Diese veränderten Bezirke entsprachen annähernd in ihrer Lage und Ausdehnung den an den zuletzt beschriebenen Sehnervenquerschnitten hinter der Papille gelegenen kleinen atrophischen Zonen. Ausser der Verminderung der Nervenfasern wurde hier nichts Auffallendes gefunden, insbesondere keine interstitiellen Veränderungen erheblicherer Natur oder wesentliche Kernvermehrung. Das Verhalten der kleinen atrophischen Zonen zu den aufgefundenen Drusen war auch ein eigentümliches, indem die genannten Zonen sich auf Horizontalschnitten anscheinend nach hinten an die Drusenanhäufungen anschlossen. Man konnte sich des Eindruckes nicht erwehren, dass die atrophischen Zonen mit der Anhäufung der Drusen und einer etwa dadurch bedingten Schädigung der benachbarten und auseinander gedrängten Nervenfasern in Zusammenhang ständen. In absteigender Richtung von den Drusen aus sah man auf Horizontalschnitten an den erhaltenen, der Papille zunächstliegenden Netzhautteilen die Kerne der Nervenfaserschicht, besonders auf der temporalen Hälfte dichter stehen. Das weitere Verhalten der Netzhaut liess sich an den wenigen vorhandenen Resten nicht ausreichend erkennen.

Auf der linken Seite waren die mikroskopischen Verhältnisse des Tractus und des intracraniellen Abschnittes des Sehnerven annähernd dieselben wie rechts. Hinter dem Foramen opticum sah man an dem etwas platten Nerven eine Abplattung der centralen Faserbündel in schwachem Bogen mit leichten atrophischen Erscheinungen, während die übrigen nach dem Rand hin liegenden Bündel rund, und zwar die nach dem oberen kleiner als die nach dem unteren waren. Corpora amylacea waren massenhaft, Fuchs'sche Atrophie überall auf dem Querschnitt vorhanden. Auf weiteren Schnitten durch die im Foramen gelegenen Teile sah man zunächst die Augenarterie, welche doppelt so stark wie rechts war, in der unteren Einbuchtung des Nerven liegen, und zwar machte es den Eindruck, als ob der Nerv auf ihr ritte. Die Wand des Gefässes war stark verdickt; es waren stellenweise weit in das Lumen vorspringende Wucherungen der Intima vorhanden und deutliche Kalkablagerungen an anderen Stellen. Die nach aussen und innen von dem Gefäss liegenden Nervenabschnitte zeigten sich von oben nach unten weniger abgeplattet als die über ihm liegende mittlere Partie. In den erstgenannten Abschnitten erschienen die Faserbündel zum grössten Teil rund; nach der Mitte des Nerven hin wurden ihre Formen immer platter, und über der Einbuchtung waren sämtliche Bündel durch die ganze Dicke des Nerven hindurch abgeplattet, die centralen am meisten, in geringerem Grade die an dem darüber und darunter liegenden Rande befindlichen. Die Richtung der abgeplatteten Bündel entsprach einer um die Einbuchtung concav nach unten gekrümmten Linie. Die Septen waren zwischen ihnen verschmälert und lagen von oben nach unten entsprechend der Abplattung nahe bei einander. Mikroskopisch schienen diese abgeplatteten Bündel nur wenig faserärmer zu sein; nirgends war ein vollständiger Schwund der Nervenfasern zu constatieren. An den seitlichen Abschnitten des Sehnerven fiel eine Gruppe von faserärmeren Bündeln nach dem inneren Rand hin, desgleichen auch eine im äusseren Abschnitt auf. Nirgends liess sich Bindegewebswucherung, Kernvermehrung erkennen. Die Nervenscheide war an der eingebuchteten Stelle etwas verdickt. Im orbitalen Teile des Sehnerven waren keine gröberen Veränderungen zu constatieren; es schienen verschiedene Bündel der Mitte, desgl. solche nach dem inneren und äusseren Rande gelegene faserärmer als die übrigen zu sein. Weiter abwärts, nach dem Eintritt der Centralgefässe, zeigten sich auf Durchschnitten hinter der Papille ganz in derselben Weise wie rechts umschriebene schmale Zonen mit bedeutender Verminderung der Fasern in den einzelnen Bündeln, so dass sie schon makroskopisch bei Pal'scher Färbung als hellere Figuren hervortraten; ihre Lage war aussen mehr nach oben, innen mehr nach unten. Mikroskopisch zeigten sie dasselbe Verhalten wie rechts. Auf Horizontalschnitten durch den untersten Abschnitt des Sehnerven nebst der Papille waren durchgehend ähnliche Verhältnisse wie rechts, mit dem Unterschied, dass die Lage der atrophischen Zonen des Nerven den soeben beschriebenen atrophischen Zonen der untersten Querschnitte entsprach. Eine gewisse Abhängigkeit derselben von den Drusenanhäufungen liess sich, wie auch auf der rechten Seite, insofern erkennen, als direct hinter der Hauptmasse derselben auch die atrophischen Erscheinungen an den Nervenbündeln am deutlichsten zu sein schienen.

Résumé: Epilepsie. Demenz. Starke Atheromatose der basalen Gefässe. Angeborene Einbuchtung am unteren Rande des oberen intracraniellen Sehnervenabschnittes beiderseits mit radienartigem Verlauf der Septen. Abplattung beider Sehnerven entsprechend den stark veränderten Carotiden hinter dem Foramen, desgleichen in demselben rechts eine geringere, links eine stärkere Einbuchtung des Nerven, entsprechend der erweiterten Augenarterie. Abplattung der centralen Nervenbündel hinter dem Foramen und rechts auch der darunter liegenden Randbündel in nach unten schwach concavem Bogen mit leichten atrophischen Erscheinungen. Innerhalb des rechten Foramens angeborene Spaltung des Sehnerven durch einen Bindegewebsstrang über der Einbuchtung. Links Abplattung sämtlicher über der tieferen Einbuchtung gelegenen Bündel in einem derselben entsprechenden Bogen mit atrophischen Erscheinungen (Armut an Nervenfasern). Im Sehnervenkopf beiderseits Drusen in grosser Menge, angehäuft oder einzeln stehend, und diesen entsprechende atrophische Zonen im untersten Sehnervenabschnitt. Im Gefolge der entsprechend den Drusen und entsprechend der

Gefässerweiterung bewirkten Veränderung der nervösen Elemente hinter der Papille resp. am Foramen durch die ganze Länge des Nerven resp. der Netzhaut darauf bezügliche ab- und aufsteigende atrophische Erscheinungen. Wie weit dieselben indess auf die Veränderungen der Nervensubstanz hinter dem Foramen über den erkrankten Gefässen allein zurückzuführen sind, lässt sich unter diesen Umständen nicht sicher sagen. Dass die über den erkrankten Gefässen vorgefundenen atrophischen Erscheinungen nicht etwa nur eine Folge der von den Drusen ausgehenden Atrophie darstellen, ergiebt sich aus dem Umstand, dass die atrophischen Erscheinungen, im orbitalen Nerven geringfügig, über den Gefässen eine Zunahme erfahren, welche nur durch die Einwirkung eines anderen Momentes, d. h. durch den Einfluss der Gefässerkrankung zu erklären ist. Entsprechend dem Vorkommen von Drusen im Sehnervenkopf ophthalmoskopisch an der linken Papille nach innen im Bereich des Sehnerven rundliche weisse Figuren, von denen eine nasalwärts einen dunklen Saum hat, Papillengrenzen verschwommen; rechte Papille wie linke, weisse rundliche Figuren ophthalmoskopisch nicht zu erkennen, wohl wegen Cataracta senilis incipiens. Functionelle Prüfung nicht möglich.

Fall XX. T. 327, männlich, 79 Jahre alt, gestorben 28. 10. 90. — Senile Geistesstörung. Über Potus und Lues nichts bekannt. Functionelle und ophthalmoskopische Untersuchung nicht möglich. Aus dem Sectionsbericht ist hervorzuheben: Starke Verkalkung und Schlängelung der Hirngefässe, Bronchopneumonie. Beide Sehnerven waren durch die verkalkten Gefässe unten eingedrückt; am deutlichsten war dies zu erkennen, wenn man an der Leiche die im Foramen zurückgebliebenen Teile von hinten her betrachtete. Makroskopisch sah man auf Durchschnitten dicht hinter dem Foramen am rechten Sehnerven, der überhaupt entsprechend der dilatierten Carotis abgeplattet war, am unteren Rand etwas nach innen von der Mitte eine tiefe schmale Einkerbung, welche der Lage der erweiterten Augenarterie entsprach und der Längsrichtung des Nerven folgend, sich nach auf- und abwärts eine kurze Strecke weit ausdehnte. Mikroskopisch war daselbst die Nervenscheide etwas verdickt und das Gefäss zeigte deutliche arteriosclerotische Veränderungen. Über der Einkerbung fiel eine Abplattung insbesondere der centralen Nervenbündel in deutlicher Krümmung um dieselbe auf. An der Aussenseite der Kerbe waren die Randbündel annähernd rund, mit Ausnahme derer, die neben der Spitze der Kerbe lagen und länglich verzogen waren. An der Innenfläche sah man Bündel, welche mehr länglich verzogen waren, insbesondere auch neben der Tiefe der Kerbe. Über derselben waren die Bündel auch verzogen und weiter nach dem Centrum traten diese Veränderungen immer stärker und ausgedehnter hervor. Entsprechend dieser Veränderung der Form der Bündel waren ihre Septen ebenfalls verzogen, verschmälert und in der Verticalen nahe an einander gerückt. Bindegewebswucherung oder Kernvermehrung war nirgends zu sehen. In den etwas verzogenen Bündeln, direct um die Tiefe der Kerbe, standen die Nervenfasern zum Teil spärlich und weiter auseinander als gewöhnlich, während in den centralen abgeplatteten Bündeln derartige Erscheinungen nicht so deutlich hervortraten. Die übrigen Bündel des Sehnerven zeigten nichts Auffallendes; zu bemerken war nur, dass die dem oberen Rand naheliegenden Bündel deutlich kleiner waren als die unteren bei grösserer Breite ihrer Septen. Dieser Unterschied machte sich hier viel mehr bemerkbar als auf der anderen Seite. Im Übrigen waren Corpora amylacea spärlich, Fuchs'sche Atrophie nur in der Peripherie vorhanden.

Der linke Sehnerv, welcher hinter dem Foramen entsprechend der erweiterten Carotis im Allgemeinen abgeplattet und unten in der Mitte eingebuchtet war, liess unter der Mitte des oberen Randes eine kleine, etwa viereckige Stelle erkennen, welche bei Pal hell blieb, mit Carmin sich stark rot färbte und bei näherer Untersuchung länglich verzogene Septen zeigte, innerhalb welcher gar keine oder nur wenige Nervenfasern zu sehen waren. Nach innen von dieser viereckigen Zone mit abgeplatteten und atrophischen Nervenbündeln waren die unter dem oberen Rand gelegenen Nachbarbündel ebenfalls abgeplattet, nach aussen nur teilweise. Unter der viereckigen Zone bis fast an den unteren Rand des Nerven über der Einbuchtung waren die centralen Nervenbündel ganz abgeplattet, und zwar wie die eben genannten in einer der Einbuchtung entsprechenden Richtung. Während die äussere Hälfte der abgeplatteten Bündel eine Verringerung der Nervenfasern aufwies, bestand in der inneren fast vollständiger Schwund. Die Septen waren verschmälert und einander nahegerückt; nirgends bestanden interstitielle Wucherungsvorgänge. Die übrigen Bündel des Sehnerven, auch die über der Einbuchtung gelegenen unteren Randbündel waren annähernd rund, indess die letztgenannten etwas faserärmer. Die dem oberen Rande naheliegenden Bündel erschienen etwas kleiner und mit breiteren Septen versehen als die unteren. Die Nervenscheide war kaum verdickt; Corpora amylacea fanden sich spärlich, Fuchs'sche Atrophie in der Peripherie.

Während in aufsteigender Richtung bis zum Chiasma rechterseits gewöhnliche Verhältnisse vorhanden waren, liess sich links am oberen Rand des Nerven, ohne dass hier die Septen länglich verzogen waren, eine atrophische Zone nachweisen. Weiter auf- oder abwärts erstreckte sich die Untersuchung nicht.

Résumé: Senile Geistesstörung. Functionelle und ophthalmoskopische Untersuchung nicht möglich. Starke Verkalkung und

Schlängelung der Hirngefässe. Der rechte Sehnerv hinter dem Foramen entsprechend der veränderten Carotis abgeplattet und zugleich entsprechend der erweiterten Ophthalmica unten innen tief gekerbt. Darüber Abplattung der centralen Bündel in der Richtung eines Bogens um die Kerbe, sowie auch der Bündel über der Spitze der Kerbe, Verschmälerung ihrer Septen und Annäherung derselben. Keine erheblichen atrophischen Erscheinungen. Der linke Sehnerv über der veränderten Carotis abgeplattet und unten eingebuchtet. Darüber Abplattung der Bündel fast durch die ganze Dicke des Nerven hindurch in einer der Einbuchtung entsprechenden Richtung. Faserarmut, teilweise Faserschwund der abgeplatteten centralen und in grösserer Ausdehnung der darüber an dem oberen Rand liegenden ebenfalls abgeplatteten Bündel, Verschmälerung der Septen zwischen den abgeplatteten Bündeln. Nur geringe atrophische Erscheinungen an den der Einbuchtung anliegenden, in der Form nicht wesentlich veränderten unteren Randbündeln. Nach dem Chiasma hin oben am Nerven eine kleine atrophische Zone ohne Verziehung der Septen (aufsteigende Atrophie).

Fall XXI. M. 669, männlich, 67 Jahre alt, gestorben 30. 3 92. — Epilepsie. Demenz. Potus vorhanden; Lues nicht nachweisbar. Angaben bei functioneller Prüfung der Augen unsicher. Das Gesichtsfeld schien für Weiss nicht eingeschränkt zu sein (8. 9. 91). Die ophthalmoskopische Untersuchung (Dr. Höltzke) ergab damals rechts eine schmale Sichel nach aussen, links Andeutung einer Sichel. Die temporale Papillenhälfte war daselbst etwas grau. Die Pupillen waren sehr eng und gut beweglich. Speciellere Prüfung auf Scotome u. s. w. war nicht möglich. Am 3. 1. 92 trat Schwindel und allmählich zunehmende Lähmung der rechten Seite, auch der Sprache ein. Die specielle Untersuchung war wegen Verschlechterung des psychischen Zustandes und teilweiser Benommenheit nicht gut möglich. Bei grober Prüfung schien es, als ob die von rechts kommenden Gegenstände erst spät vom rechten Auge wahrgenommen würden. Keine wesentliche Besserung bis zum Tode, welcher durch Lungenbrand herbeigeführt wurde. Aus dem Sectionsbericht ist hervorzuheben: Atheromatöse Veränderung der Aorta und der basalen Hirngefässe, multiple Erweichungsherde in beiden Hemisphären, insbesondere auch ein grösserer im Bereich des hinteren Abschnittes der inneren Kapsel und in ihrer Umgebung innerhalb der linken Hemisphäre, sowie Verkleinerung des betreffenden Thalamus opticus (Pulvinar), Nephritis interstitialis et parenchymatosa, Hepatitis interstitialis chronica, Gangraena pulmonum. Beim Herausnehmen des Gehirns fiel sofort auf, dass der linke Sehnerv hinter dem Foramen an seiner oberen Fläche etwas nach aussen von der Mitte eine graue Zone hatte. Nach Durchschneidung beider Nerven und der Carotiden in der gewöhnlichen Weise sah man letztere beiderseits, besonders stark aber links, erweitert und in der Wandung, wiederum besonders links, erheblich verdickt. Die Augenarterie lag rechterseits unten aussen vom Sehnerven und war anscheinend nicht besonders verändert; linkerseits konnte man von hinten her sehen, dass die stärker veränderte Augenarterie durch die erweiterte Carotis tief in eine Furche des Sehnerven eingepresst war. Während der rechte Nerv weiss und mehr rund aussah, abgesehen von zwei kleinen, oben und unten gelegenen Einkerbungen, war der linke im Ganzen etwas platter, entsprechend der Ausdehnung der Carotis, und hatte ausserdem gleichsam die Form einer Sanduhr, indem ein grösserer, innerer und ein kleinerer, äusserer Abschnitt des Nerven, beide weiss aussehend, durch eine schmale und niedrige, direct über der Augenarterie liegende graue Brücke, die schon an der oberen Fläche des Nerven als dunkle Stelle aufgefallen war, verbunden erschienen (siehe Tafel III Figur 6). Nach auf- und abwärts dehnte sich die beschriebene Furche nur wenig aus, dem Längsverlauf des Nerven entsprechend; weiter nach oben noch im unteren intracraniellen Abschnitt zeigte der linke Sehnerv sich entsprechend der Carotis unten mehr nach aussen etwas abgeplattet; auch hier konnte man mit blossem Auge eine den Nerven von oben nach unten durchsetzende graue Zone erkennen, welche in ihrer Lage mit der vorher beschriebenen ungefähr übereinstimmte, im Übrigen schmäler und höher war (siehe Tafel IV Figur 7).

Für die mikroskopische Untersuchung wurde ausser anderem auch die Methode von Marchi in Anwendung gezogen. Bezüglich des rechten Sehnerven will ich hier noch einmal hinweisen auf den im hinteren Abschnitt der linken inneren Kapsel gefundenen Erweichungsherd und das Vorhandensein von rechtsseitiger Hemianopsie als Resultat einer, wenn auch nur groben Prüfungsmethode. Der rechte Sehnerv bot nun für das blosse Auge weiter keine Besonderheiten als je eine feinste Einkerbung in der Mitte des oberen und unteren Randes. Mikroskopisch fanden sich in der Tiefe dieser Einbuchtungen mehrere kleine zerstreut liegende Bündel, welche die Charaktere der Fuchs'schen Atrophie zeigten. Ausserdem waren dieselben Erscheinungen der Fuchs'schen Atrophie in gewöhnlicher Weise am übrigen Rand des Nerven zu constatieren, stellenweise auch im Innern des Nerven an einzelnen Bündeln mit Ausnahme der central gelegenen. Das vorhin geschilderte Verhalten der Fuchs'schen Atrophie an den Einkerbungen wird in einem späteren Falle (XXIII) ebenfalls beschrieben und noch weiter besprochen werden. Die Form der Nervenbündel war auf dem ganzen Querschnitt annähernd rund, und es liess sich eine geringe Differenz in der Grösse der dem oberen Rand zunächstliegenden Bündel gegenüber den auf der unteren Seite liegenden constatieren; auch waren die Septen in der erstgenannten Gegend etwas breiter. Bei Anwendung der Marchi'schen Methode sah man überall nur vereinzelte schwarze Körnchen gleichmässig vertheilt auf die einzelnen Nervenbündel und nirgends grössere Anhäufungen derselben. An verschiedenen normalen Präparaten, welche zur Vergleichung herangezogen wurden, liessen sich meistentheils jedenfalls auch nicht weniger derartige Körnchen nachweisen. Auch bei Combinationsfärbungen trat überall ein gewöhnliches Verhalten der nervösen und bindegewebigen Elemente zu Tage. Die Nervenscheide bot nichts Besonderes; die kleinen Gefässe derselben und des Nerven hatten deutlich verdickte Wandungen.

Weiter oben am rechten Sehnerven verschwanden die beschriebenen Kerben und er sah länglichrund aus. Mikroskopisch zeigte er sonst dieselben Erscheinungen. Sein Verhalten unter dem Chiasma und die Befunde an letzterem werden im Anschluss an den linken Sehnerven beschrieben werden.

Auf der linken Seite wurden Serienschnitte vom Chiasma bis in die Netzhaut gemacht und in derselben Weise wie rechts behandelt. Die stärksten Veränderungen unter dieser ganzen Schnittreihe zeigte der vorhin schon kurz beschriebene Durchschnitt hinter dem Foramen, welcher ausser dem Nerven noch die Augenarterie und Carotis getroffen hatte (siehe Tafel III Figur 6). Von diesem Punkte in der Betrachtung der Serie ausgehend, wollen wir zunächst die schweren Veränderungen der daselbst gelegenen Gefässe und dann die des Nervengewebes, sowie weiter die auf- und absteigenden Befunde schildern. An der Carotis, von der nur die obere Hälfte auf der Abbildung zu sehen ist, sowie an der Augenarterie fiel die bedeutende Erweiterung auf. Ihre Wände waren ausserdem zum Teil in ungleichmässiger Weise verdickt; stellenweise liessen sich schwere destruierende Processe erkennen, so z B. an der Aussenseite der Carotis (siehe Fig. 6). Hier war die Wand in grösserer Ausdehnung stark verändert; die Elastica verlief in unregelmässiger Weise und trat nicht so scharf wie an den übrigen Abschnitten hervor; die Media war stellenweise schmäler, und daselbst die Intima zum Teil bedeutend verdickt; es bestanden in der Tiefe derselben Anhäufung und Verfettung von Zellen, spaltartige kleine Hohlräume mit Detritus. Auch die kleineren Gefässe zeigten überall sclerotische Veränderungen. Die Nervenscheide war entsprechend der Augenarterie am unteren Rande des Nerven eingestülpt, in der Tiefe der Einbuchtung etwas verdickt und mit nur wenig zahlreicheren Kernen versehen. Eine zweite geringere Einstülpung der Scheide bestand vertical darüber am oberen Rand der grauen den Nerven durchsetzenden Zone. Im Übrigen bot die Scheide nichts Bemerkenswertes Zwischen den beiden Einstülpungen lag nun die genannte graue auf der Abbildung hell erscheinende Zone. Dieselbe hatte von unten ab bis zu zwei Drittel ihrer Höhe die Breite von mehreren Nervenbündeln, um sich dann gegen den oberen Rand hin um das Drei- bis Vierfache zu verbreitern. Mikroskopisch waren in ihr fast nirgends Nervenfasern, dagegen von oben nach unten eng an einander liegende und gleichgerichtete Septen zu sehen. Sie bildeten den mittleren Abschnitt eines um die Einbuchtung ziehenden, nach unten concaven Bogens, in welchem seitlich Bündelabplattungen auftraten. Am dichtesten lagen diese Septen über einander an dem untersten Teil der hellen Zone. Nach oben hin waren sie sich weniger nahe und hatten einen etwas länglichen abgeplatteten Inhalt, der nirgends das Vorhandensein von Nervenfasern erkennen liess und in seinem Verhalten mit der am Rand bestehenden Fuchs'schen Atrophie Ähnlichkeit zeigte. Nur an der oberen Grenze gegen die normalen Nervenbündel hin waren in diesen Septen noch hier und da Nervenfasern zu sehen. Die Kerne standen in der hellen Zone etwas näher beisammen; eine eigentliche Kernvermehrung oder eine Wucherung des interstitiellen Gewebes war nirgends wahrzunehmen. Auf der Abbildung sieht man inmitten der hellen Zone noch deutlich ein hakenförmig gekrümmtes Blutgefäss hervortreten. Das Verhalten der durch die helle Zone von einander getrennten äusseren und inneren Abschnitte, an welchen überall das Vorhandensein von Nervenfasern in gewöhnlicher Weise zu constatieren war, zeigte, was Grösse, Form und Anordnung der Bündel und Septen betrifft, mancherlei Eigentümliches. Am wenigsten hervortretend war der Unterschied in der Grösse und Zahl der Bündel, welche dem unteren Rand nahelagen, gegenüber den oberen; jedoch liess sich eine geringere Grösse der letzteren neben einer stärkeren Anzahl wohl kaum erkennen. Die Septen waren zwischen den oberen Bündeln eher etwas schmäler. Bezüglich der Form der Nervenbündel sah man die runde oder polygonale vorherrschen im grössten Teile des inneren und in einem verhältnismässig kleineren Teil des äusseren Abschnittes. Sehr eigentümlich verhielten sich aber die Bündel zu beiden Seiten der hellen Zone. Hier sah man schon am unteren Rande längliche Formen. Die nach oben folgenden Lagen von Bündeln zeigten stärkere Erscheinungen von Abplattung an den Bündeln, und zwar entsprach die Richtung der abgeplatteten Bündel ungefähr einem nach unten concaven Bogen, welcher entsprechend der Einbuchtung gekrümmt war und sich um dieselbe auch nach den Seiten ausdehnte. Der grösste Teil der centralen Bündel in dem kleinen äusseren Abschnitt war derartig verändert und verschoben, während im inneren Abschnitt eine verhältnismässig kleine Partie ergriffen war. Auch erschien hier die Abplattung nicht so intensiv wie aussen. Die Septen waren zwischen den abgeplatteten Bündeln schmäler (besonders deutlich zeigte sich dies im äusseren Abschnitt des Nerven) und zogen in der Richtung eines Bogens entsprechend der Lage der abgeplatteten Bündel. Es waren also hinsichtlich der Form und Anordnung der Bündel am Gesamtnerven erstens einfache Abplattungen in den seitlich gelegenen Teilen, zweitens Abplattungen bis zu vollständigem Schwund der nervösen Elemente in der hellen Mittelzone des Nerven zu constatieren, während die Längsachse sämtlicher abgeplatteter Bündel einem bestimmten Bogen entsprach. An der Peripherie des Nerven fand sich deutlich Fuchs'sche Atrophie; auf

Fig. 6 ist dieselbe besonders rechts unten am Nerven deutlich zu sehen. An der unteren Einbuchtung war sie nicht deutlich erkennbar.

Die soeben mitgeteilten Befunde stellen die schwersten Veränderungen aus der ganzen Reihe der Serienschnitte dar. Sie zeigen entsprechend den krankhaft veränderten Nachbargefässen Abplattung und Atrophie an bestimmten Nervenbündeln. Waren an der eben besprochenen Stelle die beiden benachbarten Gefässe vereint dem Nerven gegenüber aufgetreten, so folgt jetzt in aufsteigender Richtung die Betrachtung des hinter dem Ursprung der Augenarterie über der Carotis allein gelegenen Abschnittes. Die Durchschnitte aus jener Gegend haben nur noch wenig Ähnlichkeit mit den vorhin besprochenen; dagegen zeigen sie schon annähernd dasselbe Verhalten, wie die Durchschnitte einer etwas höher gelegenen Region, deren einer in Tafel IV Figur 7 abgebildet ist. Auf Durchschnitten war die Form des Sehnerven hier viel weniger verändert, indem die Einbuchtung desselben durch die Augenarterie wegfiel und somit auch das eigentümliche sanduhrartige Aussehen desselben. Dagegen bestand noch unten mitten und mehr nach aussen über der veränderten Carotis eine leichte Abplattung des Nerven, während sich am oberen Rand, ähnlich wie an den vorher beschriebenen Schnitten, entsprechend der atrophischen Zone eine Einsenkung befand. Der mittlere und der äussere Teil des Nerven waren durch beide Momente schmäler, als der innere. Auf Durchschnitten erschien in der mittleren Partie des Nerven und zwar etwas mehr nach aussen eine von oben nach unten sich verschmälernde, den ganzen Nerven durchsetzende helle atrophische Zone. Während ihre Lage ungefähr dieselbe war wie in den früher geschilderten Schnitten, zeigte sich ihre Form und Ausdehnung insofern davon verschieden, als die untere Einbuchtung des Sehnerven durch die Augenarterie in Wegfall kam. Man kann sich das Verhalten dieser atrophischen Partie dadurch veranschaulichen, dass man sich in Fig. 7 die schmale atrophische in der unteren Hälfte liegende Fortsetzung der oben gelegenen dreieckigen atrophischen Zone etwa 3—4 Mal breiter vorstellt. Mikroskopisch zeigten sich ebenfalls beinahe dieselben Verhältnisse in der atrophischen Zone, wie sie weiter vorher geschildert worden sind. Verglich man jedoch genauer die Anordnung der Septen und die Form des noch vorhandenen Septeninhalts dieser und der früheren Schnitte, so fiel auf, dass hier die Septen in der oberen atrophischen Zone weniger dicht über einander lagen und der noch zurückgebliebene nervenfaserlose Septeninhalt weniger abgeplattet war, vielmehr teilweise annähernd länglichrunde Formen zeigte. Nur im centralen Teile und von da abwärts lagen die Septen dichter auf einander, schienen sich manchmal zu berühren, und ihr Inhalt war dementsprechend stark abgeplattet. Die nervenfaserhaltigen Bündel zu beiden Seiten der atrophischen Mittelzone zeigten im kleineren Aussenabschnitt eine rundliche Form und die am unteren Rand gelegenen Bündel waren vielleicht nur wenig grösser als die oberen. Am Rande der atrophischen Zone sah man teilweisen Schwund der Nervenfasern in einzelnen Bündeln, sodass nur noch kleinste Häufchen von Nervenfasern zurückblieben. Auch an dem grösseren inneren Abschnitt waren die meisten Bündel rund oder polygonal die oberen kaum viel kleiner als die unteren. Nur die centralen Bündel neben der atrophischen Mitte beiderseits zeigten eine deutliche Abplattung und zwar in der Richtung eines ganz sanften nach unten concaven Bogens. Die grössere Zahl der abgeplatteten Bündel lag nach innen, während sich nach aussen nur einzelne der nächstliegenden Bündel beteiligten. Die Septen verhielten sich in entsprechender Weise, wie früher. Die weiteren mikroskopischen Befunde boten nichts Neues. Nach Marchi sah man in der atrophischen Zone gar keine, in den meisten erhaltenen Nervenbündeln, wie rechterseits, gleichmässig verteilt einige schwarze grössere oder kleinere Körner. Innerhalb der centralen abgeplatteten Bündel waren dieselben aber entschieden zahlreicher als in den übrigen vorhanden. Andererseits war auch bei Pal die Färbbarkeit dieser Zone eine geringere. Auf weiteren Schnitten mitten zwischen dem Foramen und Chiasma zeigte der Sehnerv annähernd dasselbe Verhalten (siehe Tafel IV Figur 7). Entsprechend der Lage der Carotis in der Gegend von c war auch hier eine leichte Abplattung des Nerven unten mitten und mehr nach aussen vorhanden. Die atrophische Mittelzone erschien schmäler in dem absteigenden Streifen; man konnte in ihm einzelne kleinste Nervenbündel sehen, die sich zum Teil bei Pal schlecht färbten. Die Form dieser Bündel war mehr rund zwischen Septen von gewöhnlicher Breite. In der oberen dreieckigen atrophischen Zone lagen auch die Septen nicht mehr so dicht über einander, und der sich bei Pal nicht färbende Inhalt hatte eine mehr runde Form. In der centralen Partie dagegen verhielten sich die Bündel und Septen mehr, wie auf früheren Schnitten beschrieben; ihre Richtung war hier eine fast horizontale. Das sonstige Verhalten bei Marchi u. s. w. war dem vorher beschriebenen ähnlich. Etwas weiter nach oben von der soeben beschriebenen Stelle wurde der atrophische absteigende Streifen noch schmäler und liess sich mikroskopisch nur dadurch erkennen, dass sich in seiner Richtung die Nervenbündel zum Teil mit Pal mangelhaft färbten, während makroskopisch allein die obere dreieckige atrophische Zone zu sehen war. An letzterer Stelle zeigte die Oberfläche noch eine kleine Einziehung. Entsprechend dieser am stärksten veränderten Partie waren die Nervenfasern in den Bündeln vollständig geschwunden; nur ein feines Netzwerk von Neuroglia liess sich wahrnehmen. Die Form dieser faserlosen Bündel war annähernd die gewöhnliche; gegenüber normalen Bündeln erschien ihre Grösse nur wenig verringert. Die Septen zeigten die regelmässige Anordnung und waren jedenfalls nicht deutlich verdickt. Ihre Gefässe wiesen gegenüber anderen Abschnitten des Nerven keine stärkere Verdickung ihrer Wand auf. Abplattungen centraler Bündel traten, wie früher, hervor. Während also in Figur 6 nur abgeplattete atrophische Bündel waren, traten in Figur 7 runde atrophische Bündel auf, neben leichter Abplattung centraler Bündel. In Figur 6 handelte es sich nur um die Folgen der Abplattung, in Figur 7 neben centraler Abplattung leichteren Grades um aufsteigende Atrophie.

Weiter aufwärts vor dem Chiasma zeigte sich folgendes Bild. Der Sehnerv hatte oben in der Mitte eine seichte Einkerbung. An dieser Stelle und in der Nachbarschaft in abnehmendem Grad machte sich eine Verbreiterung der Nervenscheide bemerkbar. Dementsprechend zeigte die sich färbende Nervenmasse schon dem blossen Auge oben eine Einbuchtung. Von der tiefsten Stelle derselben verliefen die Septen mehr radienartig durch den Nerven hindurch — ein angeborenes Verhalten, welches bei früheren Fällen dieser Arbeit schon wiederholt beschrieben wurde. Unter dem äusseren Teil der Einkerbung mehr nach aussen von der Mitte lag nun ein etwa der früheren dreieckigen atrophischen Zone entsprechendes Gebiet, welches gegenüber anderen Nervenabschnitten manche Eigentümlichkeiten darbot. Bei Hämatoxylin-Eosin-Färbung war hier anscheinend eine Kernvermehrung vorhanden, sowie eine stärkere Rötung. Die Bündel waren etwas verkleinert und die Septen näher an einander gerückt, wodurch auch die Kerne dichter standen. Bei Pal zeigte dieses Gebiet eine hellere Färbung und liess viel weniger Nervenfasern erkennen als anderswo.

Kurz vor Beginn der Kreuzung wurden beide Sehnerven zugleich vom Schnitt getroffen. Der linke erschien bedeutend kleiner an Umfang, als der rechte. Beide zeigten oben die vorhin beschriebene Einbuchtung und von da einen radiären Septenverlauf. Während der rechte Nerv sich bei Pal intensiv und gleichmässig färbte, zeigte der linke wiederum die schon vorhin beschriebene, oben mehr aussen gelegene hellere Zone. Auf Durchschnitten durch das Chiasma erschien zunächst oben im linken Abschnitt eine der früher beschriebenen entsprechende Zone, welche dichterstehende Kerne und näher an einander liegende Bindegewebszüge hatte. Dieselbe liess sich auf weiteren Schnitten mehr in der Mitte und noch mehr aufwärts am oberen Rand der rechten Hälfte nachweisen. Bei Pal'scher Färbung blieben diese Gebiete durchgehend heller gefärbt und liessen einen Mangel an Nervenfasern erkennen. Weiter wurde die Untersuchung der aufsteigenden Veränderungen vorläufig nicht ausgedehnt.

In absteigender Richtung von dem als Figur 6 gegebenen Durchschnitt des linken Sehnerven war innerhalb des Foramens folgendes Verhalten zu constatieren. Etwas nach aussen von der Mitte lag unten die erweiterte Augenarterie, während über ihr der Nerv eine seichte Einkerbung zeigte. Eine ganz geringe Einbuchtung sah man auch vertical darüber am oberen Rand und erkannte mit blossem Auge eine von dieser Stelle durch den Nerven bis zur unteren Einkerbung ziehende und sich dabei allmählich verschmälernde Zone, welche der hellen Zone in Figur 6 in Bezug auf Aussehen und Lage entsprach, während sie in der Breite bedeutend hinter ihr zurückblieb. Mikroskopisch zeigte dieselbe keine normalen nervenfaserhaltigen Bündel. Der Septeninhalt ihres centralen Abschnittes war annähernd horizontal in die Länge gezogen und die Zahl der Nervenfasern reduciert. Nach dem unteren Rand hin hatten dagegen ihre Bündel mehr eine runde Form und waren zum Teil nervenfaserhaltig. Nach dem oberen Rand hin nahm ihre Grösse gegenüber den normalen bedeutend ab; sie waren zumeist weniger länglich und enthielten hier und da nur spärliche Nervenfasern; ihre Kerne standen näher beisammen. Die Septen dieser atrophischen Zone waren besonders nach dem oberen Rand hin auffallend verdickt, hatten runde und längliche Kerne, aber erstere kaum in grösserer Anzahl als gewöhnlich, letztere vielleicht etwas vermehrt; die Septen waren auch etwas länglich verzogen. Ihr Gewebe erschien faserig, stark wellig, glänzend; die kleinen Gefässe darin zeigten auffallend dicke Wandungen gegenüber den normalen Nervenabschnitten. Nach innen und aussen von dieser mittleren atrophischen Zone waren die meisten Bündel rund; nur die centralen erschienen in einem leichten Bogen um die untere Einkerbung etwas in die Länge gezogen. Es waren also hier neben Abplattung centraler Bündel und atrophischen Erscheinungen an denselben auch atrophische Zustände an nicht abgeplatteten Bündeln, die als absteigende Veränderungen aufzufassen sind.

Weiter abwärts dicht unter dem Foramen hatte der Nerv eine ziemlich runde Form. Die Augenarterie lag unten aussen und hatte nicht mehr denselben Umfang, wie vorher. Am oberen Rand des Nerven etwas aussen von der Mitte war eine kleine, bei Pal heller bleibende Zone von dreieckiger Form, deren Lage annähernd dem auf dem vorigen Schnitt beschriebenen oberen Abschnitt der atrophischen Mittelzone entsprach und woselbst eine kleine Einsenkung der Oberfläche vorhanden war. Die Grössenverhältnisse des letztgenannten Dreiecks gegenüber dem vorhin oberhalb der Läsion des Nerven beschriebenen waren minimal. Während man dieses kleine Gebiet schon makroskopisch an seiner hellen Farbe bei Pal erkennen konnte, sah man nur mikroskopisch von da ab nach unten in einer schmalen Zone hier und da heller gefärbte Bündel mit weniger Nervenfasern und zum Teil breiteren Septen. Diese Zone entsprach der Lage nach dem vorhin beschriebenen unteren Abschnitt der atrophischen Mittelzone. Die am stärksten veränderte makroskopisch sichtbare dreieckige Zone umfasste etwa zwölf Nervenbündel, welche wiederum verschieden stark verändert waren. Form und Grösse dieser Bündel wich bedeutend von denen der Nachbarschaft ab. Sie waren alle erheblich verkleinert und mehr oder weniger unregelmässig geformt; in keinem einzigen Bündel vermisste man bei Pal die Nervenelemente vollständig. Die drei am oberen Rand gelegenen liessen nur ein derartiges Element erkennen; die übrigen nach innen und nach den Seiten davon gelegenen zeigten mehrere einzelne oder eine Gruppe von Fasern, welche jedoch nur einen kleinen Bruchteil eines normalen Bündels ausmachte. Das Bindegewebe zwischen diesen nervenfaserarmen Bündeln, welche neben den erhaltenen Fasern nur wenig Neuroglia und dichterstehende Kerne zeigten, war durchgängig bedeutend verbreitert, aufs Doppelte bis Dreifache gegenüber den Septen der anderen Nervenabschnitte, sah deutlich faserig, wellig, glänzend aus und zeigte runde und längliche Kerne, von welchen letztere vielleicht etwas zahlreicher als gewöhnlich zu sein schienen. Auffallend verdickt war die Wand der kleinen Gefässe dieser verbreiterten Septen. Im Ganzen liess sich hier also die fasciculäre Anordnung noch gerade erkennen, zeigte aber im Einzelnen grosse Unterschiede gegenüber dem Verhalten der vorhin oberhalb des Foramens beschriebenen atrophischen Zone. Die übrigen Bündel boten hinsichtlich der Form und des Aussehens nichts Besonderes. Im oberen orbitalen Nervenabschnitt blieben auf weiteren Schnitten annähernd dieselben Verhältnisse. Kurz vor dem Eintritt der Centralgefässe war die obere dreieckige atrophische Zone in gleicher Weise zu sehen; dagegen erkannte man, entsprechend der schmalen atrophischen den Nerven durchsetzenden Zone, einzelne annähernd in der Lage derselben, aber etwas mehr nach dem äusseren Rand hin gestellte unter und neben einander befindliche Nervenbündel, welche sich durch ihre Kleinheit und Faserarmut auszeichneten.

Auf Durchschnitten des untersten Abschnittes des Sehnerven hinter der Papille war die kleine dreieckige atrophische Zone oben etwas nach innen über die Mittellinie hinüberreichend zu erkennen. Zwischen den Centralgefässen und dem äusseren Rand nach oben und unten hin schienen einzelne Bündel kleiner und faserärmer zu sein, als in dem übrigen Nerven, während ihre Septen stellenweise breiter und näher bei einander gelegen waren.

Die Papille mit dem angrenzenden Ende des Sehnerven und der benachbarten Netzhaut wurde auf horizontalen Serienschnitten untersucht. An den ersten Schnitten von oben her, welche den oberen Rand des Nerven trafen, ohne dass die Sclera daselbst durchbrochen war, zeigten sich die meisten Bündel des äusseren Abschnittes gut entwickelt. Dagegen konnte man im inneren Abschnitt entsprechend der an früheren Schnitten geschilderten dreieckigen Zone keine normalen Nervenbündel mehr erkennen. Sie waren zumeist verschmälert oder die Nervenfasern mehr oder weniger vollständig geschwunden; die Septen erschienen gleichmässig verbreitert und an einander gerückt, ohne eine wirkliche Kernvermehrung zu zeigen. Vor der Sclera lag eine Grube, welche innen flacher als aussen war. Die nach innen gelegene Faserschicht der Netzhaut zeigte etwas dichter stehende Kerne, als die entsprechende äussere Seite, während das weitere Verhalten der Netzhaut bei der Kleinheit der vorhandenen Reste nicht festgestellt werden konnte. Auf weiteren Durchschnitten vor dem Durchbruch durch die Sclera sah man am inneren Rand des Nerven normale Faserbündel, desgleichen in der äusseren Hälfte, während zwischen beiden die Faserbündel in der vorhin geschilderten Weise verändert waren. Auf Schnitten zu Beginn des Scleraldurchbruchs waren die Verhältnisse annähernd dieselben. Weiter nach unten fortschreitend, fand man an den nächsten Schnitten immer mehr normale Bündel längs des inneren Randes, während die mittlere atrophisch veränderte Zone an Breite stetig abnahm. Zugleich trat die innere Umgrenzung der Papillengrube mehr hervor gegenüber der äusseren, während die Bündel im äusseren Teil des Sehnervenendes stellenweise den inneren gegenüber an Umfang verloren und ihre Septen breiter erschienen ohne Kernvermehrung zu zeigen. Weiterhin nahm die erstgeschilderte mittlere atrophische Zone so sehr ab, dass in der Mitte, wie innen, nur normale Bündel waren. Auch erschienen die letzteren durchschnittlich breiter als an der äusseren Seite des Nerven. In der Nervenfaserschicht der äusseren Papillenhälfte, welche flacher als die innere erschien, lagen die Kerne dichter zusammen bei weniger deutlichem Hervortreten der Nervenfasern. In der Gegend der grössten Breite des Nerven bestanden diese Unterschiede weiter fort, um nach der unteren Hälfte des Nerven hin allmählich zu verschwinden. Nirgends war Kernvermehrung oder Bindegewebswucherung an sämtlichen Serienschnitten zu constatieren.

Résumé: Epilepsie, Demenz, Potus. Vier Monate vor dem Tod rechtsseitige Lähmung und wohl auch gleichseitige entsprechende Hemianopsie. Todesursache: Lungenbrand. Ausserdem atheromatöse Veränderung der Aorta und der basalen Hirngefässe; multiple Erweichungsherde in beiden Hemisphären, ein grösserer im Bereich der hinteren inneren Kapsel links. Die Carotiden und Augenarterien beiderseits, besonders links, erweitert und verdickt. Der rechte Sehnerv am Foramen weiss und mehr rund mit einer oben und einer unten gelegenen feinen Einkerbung, in deren Tiefe sich mehrere kleine Bündel mit dem Charakter der Fuchs'schen Atrophie befinden. Die Einkerbungen sind wohl als angeborene zu betrachten. Sonst, auch bei Marchi, nichts Pathologisches in dieser Gegend, im Speciellen nirgends Veränderungen, welche auf den gekreuzten, wohl vier Monate vor dem Tod entstandenen Herd der hinteren inneren Kapsel bezogen werden können oder welche dem sonst von mir bei Sclerose der benachbarten Gefässe wiederholt beschriebenen Verhalten der Sehnerven entsprechen; desgleichen ophthalmoskopisch keine Störungen. Eine zweite angeborene Eigentümlichkeit sind die beiderseits dicht unter dem Chiasma am oberen Rand des Nerven vorhandenen Einbuchtungen mit von da ausgehendem radienartigem Verlauf der Septen. Schwerste Veränderungen des linken Sehnerven finden sich hinter dem Foramen, woselbst er, entsprechend der stark veränderten Carotis und Ophthalmica unten tief gebuchtet, etwa das Aussehen einer Sanduhr hat, indem zugleich der mittlere über der Augenarterie liegende, unten schmälere, oben breitere Abschnitt vollständige Abplattung der Bündel und Atrophie der Nervenfasern darbietet, in den seitlichen Teilen des Nerven dagegen nur Abplattung von der atrophischen Zone zunächst liegenden Bündeln in einem der Einbuchtung entsprechenden Bogen und Verschmälerung der bezüglichen Septen sich findet. Nach oben und unten von dieser stark veränderten Gegend des Nerven allmähliche Abnahme der Formveränderung und Beschränkung der Abplattung auf centrale Bündel, welche oben nach Marchi zum Teil degenerative Veränderung erkennen lassen. Daneben Auftreten enger umschriebener Veränderungen an den entsprechenden Orten, die als auf- und absteigende Atrophie zu betrachten sind und auch weiterhin allein durch die ganze Länge des Nerven, soweit untersucht wurde, und zwar vom oberen Rand der rechten Chiasmahälfte bis zum oberen und äusseren Gebiet des untersten Sehnervenabschnittes und der Papille der linken Seite zu verfolgen sind. Die temporale Papillenhälfte ophthalmoskopisch daselbst, entsprechend verändert, und zwar etwas grau. Functionell unsichere Angaben, wie rechts.

Anhang: 3 Fälle von angeborenen Formanomalieen der Sehnerven.

Bevor ich zu einer Besprechung der Fälle der II Gruppe übergehe, will ich im Anschluss an dieselbe zunächst, nachdem unter den bis jetzt beschriebenen Fällen schon wiederholt auch angeborene Formveränderungen des Sehnerven constatiert werden konnten, welche makroskopisch Ähnlichkeit mit den bei Gefässerkrankung vorgefundenen hatten, noch drei weitere Fälle von angeborenen Anomalieen gerade wegen der vorhandenen äusseren Ähnlichkeit genauer beschreiben.

Fall XXII. K. 792, männlich, 27 Jahre alt, gestorben 11. 6. 91. — Imbecillitas. Kein Potus, keine Lues. Keine gröbere Sehstörung. Ophthalmoskopische Untersuchung fehlt. Aus dem Sectionsbericht ist hervorzuheben: Bronchitis et Peribronchitis caseosa, Leptomeningitis chronica adhaesiva circumscripta sulci centralis dextri. Makroskopisch bestanden nirgends deutliche Gefässveränderungen. Die Sehnerven waren hinter dem Foramen auf Durchschnitten weiss, länglichrund und hatten am oberen Rand links mehr lateral, rechts mehr in der Mitte eine minimale Einkerbung, welche nach oben und unten in der Länge des Nerven sich noch ein wenig ausdehnte. Das Chiasma, die Tractus und die sonstigen Sehnervenabschnitte waren gut entwickelt und boten mikroskopisch nichts Besonderes dar. An der Carotis und Arteria corporis callosi erschien mikroskopisch beiderseits die Intima stellenweise etwas verdickt. Eigentümlich waren die Verhältnisse an den oben leicht gekerbten Sehnervenabschnitten. Entsprechend der Einkerbung fanden sich rechts eine mehr dreieckige, links eine mehr viereckige Zone, welche ihrer Ausdehnung nach den Querschnitten mehrerer Nervenfaserbündel entsprachen, sich aber durch Mangel an Nervenbündeln gewöhnlicher Art von der Umgebung abhoben. Die Nervenscheide grenzte direct an die eben beschriebene Zone, ja es machte den Eindruck, als ob letztere eine teilweise Verdickung der Nervenscheide darstellte. Die Bestandteile dieser Zone waren fibrilläres Bindegewebe und vereinzelte Kerne; Nervenfaserbündel enthielt diese Zone hier und da zerstreut in unregelmässiger Weise, zum Teil horizontal verlaufend und zumeist von sehr geringem Umfang, aber scharf begrenzt. Die Septen verliefen von der Einkerbungsstelle aus annähernd in radiärer Richtung, rechts nur nach einer, links nach beiden Seiten des Nerven; es waren übrigens sonst wenige ausgebildete Septen im Sehnerven zu sehen, sodass das bekannte Netzwerk der Septen, welches den Nerven durchzieht, nicht in der gewöhnlichen Weise zu erkennen war. Die Nervenfaserbündel schienen entsprechend der Richtung der Radien länglich verzogen; zum Teil verliefen in derselben Richtung Fasern horizontal. Nirgends waren atrophische oder interstitielle Processe zu sehen. Auch die Scheide des Nerven verhielt sich sonst normal. In der Peripherie war stellenweise Fuchs'sche Atrophie. Bei dem Fehlen jeglicher pathologischer Processe in der Nachbarschaft der Einkerbungen, woselbst auch keine Gefässe verliefen, und mit Rücksicht auf die seltsame Anordnung der Elemente des Sehnerven ist die Annahme einer angeborenen Anomalie, wie in früheren Fällen, gerechtfertigt. Während die Einkerbung sich meist am unteren Rand des Nerven befand, war sie hier, wie im vorhergehenden Fall, am oberen Rand.

Résumé: Imbecillitas. Keine gröbere Sehstörung. Ophthalmoskopisch nicht untersucht. Kleine angeborene Einkerbungen beiderseits am oberen Rand der Sehnerven hinter dem Foramen. Radiär von da ausstrahlende Septen; dazwischen etwas länglich verzogene, zum Teil horizontal verlaufende Nervenfaserbündel.

Fall XXIII. G. 841, männlich, 29 Jahre alt, gestorben 8. 6. 91. — Dementia paralytica. Über Potus und Lues nichts bekannt. Functionelle Prüfung und Augenspiegeluntersuchung nicht möglich. Aus dem Sectionsbericht ist hervorzuheben: Die Gefässe zartwandig. Beide Sehnerven, hinter dem Foramen im Ganzen länglichrund, zeigten daselbst — der linke unten aussen von der Mitte, der rechte mehr in der Mitte, ausserdem beide noch oben in der Mitte — seichte Einkerbungen. Dieselben nahmen nach oben und unten in einiger Entfernung ab und verschwanden dann ganz. Mikroskopisch boten die Sehnerven überall normale Verhältnisse dar; nur in der Tiefe der Kerben fand sich eine Anzahl von Bündeln, welche dasselbe Verhalten zeigten, wie die am übrigen Rand des Nerven liegenden atrophischen Bündel (Fuchs'sche Atrophie), ähnlich dem Befund am rechten Sehnerven im Fall XXI. Die eigentümliche Anhäufung von derartigen atrophischen Bündeln gerade an der Stelle der Einkerbungen lässt es denkbar erscheinen, dass hier ein Causalnexus besteht. Man kann sich ganz wohl vorstellen, dass eine kleine Vertiefung im Nerven entstehen muss, wenn an einer bestimmten Stelle desselben eine Anzahl Bündel in stärkerem Grade der genannten Atrophie anheimfallen und dementsprechend in ihrem Durchmesser reduciert werden. Will man einen derartigen Zusammenhang nicht annehmen, so steht wohl der Annahme nichts im Weg, dass die Kerben angeborene Unregelmässigkeiten darstellen, da sonstige pathologische Processe, welche etwa zu ihrer Erklärung herangezogen werden könnten, an den Nerven und ihrer Umgebung (Gefässe) nicht zu constatieren waren.

Résumé: Dementia paralytica. Functionelle und ophthalmoskopische Untersuchung nicht möglich. An den Sehnerven hinter dem Foramen seichte Kerben, in deren Tiefe eine Anzahl Bündel mit Fuchs'scher Atrophie. Die Kerben dürften angeborene Unregelmässigkeiten darstellen; denkbar wäre auch eine Zusammenhang mit der localen Anhäufung Fuchs'scher Bündel.

Fall XXIV. A. 218, männlich, 48 Jahre alt, gestorben 14. 6. 90. — Dementia paralytica. Potus. Über Lues nichts Sicheres bekannt. Functionell bei grober Prüfung nichts Besonderes, desgleichen ophthalmoskopisch (Dr. Höltzke). Kniephänomene different. Lichtreaction der Pupillen bis auf eine Spur verschwunden. Convergenzverengerung erhalten. Aus dem Sectionsbericht ist hervorzuheben: Atherom der Aorta. Gefässe der Schädelbasis u. s. w. zartwandig. Die Sehnerven waren beiderseits hinter dem Foramen im Ganzen etwas breit und platt und zeigten ausserdem annähernd Biscuitform, indem sie etwa in ihrer Mitte oben und unten breit eingebuchtet waren, und zwar rechts genau in der Mitte, links etwas nach innen davon. Einige Millimeter weiter oberhalb des Foramens war die Form der Sehnerven nur insofern unregelmässig, als dieselben unten, mehr innen, leichte Einbuchtungen zeigten. Weitere Abschnitte der Sehnerven standen nicht zur Verfügung. Die benachbarten Gefässe, welche makroskopisch nicht verändert waren, wurden gleich den Nerven einer mikroskopischen Untersuchung unterworfen.

An Schnitten der biscuitförmigen Sehnerven, welche nach Pal behandelt worden sind, sah man schon mit blossem Auge ein eigentümliches Verhalten der nervösen Elemente, besonders ausgesprochen auf der linken, weniger stark auf der rechten Seite. Zwischen der oberen und unteren Einbuchtung des linken Nerven bemerkte man eine helle Zone, die ihn fast senkrecht durchsetzte und die nervösen Elemente in eine kleine innere und eine grössere äussere Gruppe spaltete. Diese Zone war im Ganzen schmal und dreieckig, so zwar, dass die Basis über der unteren, die Spitze unter der oberen Einbuchtung lag. Eine derartige Spaltung des Sehnerven konnte man indess nur an einer Reihe von Schnitten hinter dem Foramen sehen, indem etwas weiter nach oben und unten auch in der Mitte des Nerven wieder Faserbündel auftauchten Am rechten Nerven betraf die Spaltung nur dessen untere Hälfte, indem sich, unten über der Einbuchtung und bis in das Centrum des Nerven reichend, eine schmale helle Zone erkennen liess, welche die Fasermassen der unteren Hälfte des Nerven in zwei gleich grosse Gruppen, eine innere und eine äussere, trennte. An der oberen Hälfte des Nerven war eine Spaltung nicht zu sehen; die an der unteren beschriebene zeigte, wie links, eine geringe Ausdehnung in der Länge des Nerven. Mikroskopisch hatten die hellen Zwischenzonen einen bindegewebigen Charakter. Während die Nervenbündel in den seitlichen Teilen des Nerven keine Besonderheiten zeigten, machten sich in der Nähe des bindegewebigen Septums mancherlei Unregelmässigkeiten bemerkbar, was Grösse, Form und Stellung der Bündel, sowie auch den Faserverlauf betraf. Linkerseits waren die Formen länglich, unregelmässig vieleckig, und die Grösse schwankte sehr, während die Stellung der länglichen Bündel ziemlich regellos, bald parallel dem Rand des Nerven, bald senkrecht dazu parallel dem Bindegewebsseptum war, und der Faserverlauf in einem Teil der Bündel mehr horizontal erschien. Rechterseits ergaben sich ähnliche Befunde; sonst war an den Nerven nebst ihrer Scheide, sowie an den benachbarten Gefässen nichts Auffallendes. Fuchs'sche Atrophie bestand nur in der Randzone der Nervenbündel an der Peripherie; sonstige atrophische Processe oder interstitielle Veränderungen fehlten vollständig. Die eigentümlichen Befunde in Bezug auf Form, Anordnung, Grösse der Nervenbündel und Verlauf der nervösen Elemente im Verein mit dem Vorhandensein eines Bindegewebsseptums im Innern des Nerven lassen sich nur entwicklungsgeschichtlich erklären und sind als sogen. angeborene Spaltungen des Sehnerven zu betrachten, ähnlich wie im Fall XIX rechts.

An Schnitten weiter oberhalb des Foramens zeigten die unten innen gebuchteten Sehnerven keine Spaltung mehr, dagegen anscheinend eine Verbreiterung ihrer Septen, besonders im äusseren Abschnitt. An der Stelle der Einbuchtung schob sich die Scheide etwas in den Nerven hinein, und breite Bindegewebszüge erstreckten sich von da ab radienartig in die äussere Hälfte des Nerven. Die Nervenbündel waren entsprechend der Richtung dieser Septen länglich verzogen, darunter auch die am Rand liegenden Bündel, und die Nervenfasern liefen zum Teil horizontal — Erscheinungen, welche in früheren Fällen schon wiederholt beschrieben und als angeborene Eigentümlichkeiten aufgefasst worden sind. Bei einer genaueren Betrachtung der Septen ergab sich, dass ihre Verbreiterung hier, wie in anderen früher beschriebenen Fällen, nur scheinbar war, indem die schmale Randzone zahlreicher Faserbündel die Erscheinungen der Fuchs'schen Atrophie darbot und deswegen bezüglich der Färbbarkeit ein den Septen ähnliches Verhalten zeigte. Die meisten derartig veränderten Bündel lagen in der äusseren Hälfte des Nerven, gar keine in den centralen Abschnitten. In der Peripherie bestand Fuchs'sche Atrophie, wie gewöhnlich.

Résumé: Dementia paralytica. Functionell und ophthalmoskopisch nichts Besonderes. Hinter dem Foramen Biscuitform beider Sehnerven. Angeborene Spaltung des linken und partielle des rechten Sehnerven. In der Umgebung der Bindegewebssepten Faserverlauf, Grösse, Form und Stellung der Nervenbündel unregelmässig. Weiter oben beiderseits angeborene Einbuchtung des unteren Nervenrandes mit radiärem Verlauf der Septen und in entsprechender Richtung verzogenen Nervenbündeln.

Besprechung der II Gruppe nebst Anhang.

1. Aetiologisch-Klinisches.

Die nachfolgenden Auseinandersetzungen betreffen die 15 Fälle der II Gruppe im Zusammenhang mit den 3 anhangsweise mitgeteilten Fällen von angeborenen Formanomalien der Sehnerven. Die genannte Gruppe enthält Fälle von Arteriosclerose der basalen Gefässe mit stärkeren Formveränderungen der Sehnerven, sowie bestimmter Complexe von Nervenbündeln und teilweise mit atrophischen Processen an letzteren. In einem dieser Fälle ist allerdings das Verhalten der grösseren Gefässe nicht geprüft worden, während die mikroskopisch an den kleinen Gefässen des Sehnerven aufgefundenen sclerotischen Veränderungen unter Berücksichtigung von bestimmten, später mitzuteilenden Erwägungen die Annahme einer entsprechenden Erkrankung in einem umschriebenen Gebiet der grösseren Gefässe berechtigt erscheinen lassen. Der eben angeführte Fall XVI betrifft einen Paralytiker von 44 Jahren. Von den übrigen 14 Fällen gehören dem männlichen Geschlecht 13, dem weiblichen 1 an, während das Alter der einzelnen Individuen zwischen 39 und 79 Jahren liegt. Klinisch besteht in 1 Fall senile Demenz, in 2 Fällen Epilepsie mit Demenz, in 6 weiteren Demenz nach Schlaganfällen und zwar in der einen Hälfte derselben mit pseudobulbären Erscheinungen, in der anderen mit einfacher Hemiplegie, in den letzten 6 Fällen Dementia paralytica. Die 3 Fälle mit angeborenen Formveränderungen der Sehnerven, welche makroskopisch Ähnlichkeit mit den in der II Gruppe beschriebenen Formabweichungen bei Arteriosclerose der benachbarten Gefässe darbieten, betreffen 2 Paralytiker im Alter von 29 resp. 49 Jahren und 1 Imbecillen im Alter von 27 Jahren. Zu erwähnen ist hier, dass arteriosclerotische Veränderungen auch in 2 von diesen Fällen vorhanden sind, jedoch nicht in den Abschnitten des Gefässsystems, welche für die vorliegenden Untersuchungen besonders in Frage kommen.

Unter den 15 Fällen der II Gruppe ist Potus 5 Mal sicher vorhanden, während er 6 Mal fehlt und in den übrigen 4 Fällen zweifelhaft ist. Lues ist 1 Mal sicher vorhanden und 2 Mal entschieden auszuschliessen; in den übrigen Fällen ist nichts Sicheres zu ermitteln. In 1 Fall ist Trauma capitis vorausgegangen. In den 3 Fällen von angeborener Anomalie des Sehnerven ist Potus und Lues 1 Mal nicht vorhanden, 1 Mal nur Potus, während Lues zweifelhaft ist, 1 Mal ist Potus und Lues zweifelhaft.

Bezüglich des speciellen functionellen und ophthalmoskopischen Verhaltens sämtlicher Fälle sind die Untersuchungen, wie nach der Art des Materials zu erwarten war, vielfach mit grossen Schwierigkeiten verbunden gewesen. Neben dem psychischen Moment (Demenz, Erregungszustände während der oft kurzen Beobachtungszeit), welches vor allem hemmend in den Weg trat, fanden sich vielfach die Untersuchung beeinflussende Veränderungen der brechenden Medien. Von einer exacten Feststellung functioneller Störungen des Sehapparates musste demnach abgesehen werden, und vielfach liessen sich auch gröbere Prüfungsmethoden in der gewünschten Weise nicht anwenden, während allerdings die ophthalmoskopische Untersuchung in einer Reihe von Fällen sichere Befunde ergab. Die einzelnen

Fälle verhalten sich nun gegenüber der functionellen und ophthalmoskopischen Prüfung folgendermassen: Im Fall VII ist ophthalmoskopisch nichts Besonderes vorhanden, während die functionelle Prüfung nicht möglich ist. Auch Fall VIII ist nur auf erstere Weise untersucht und zeigt an der rechten Papille nach oben und innen nicht ganz scharfe Grenzen, deutliche Verdünnung der Arterien und leichte Trübung der umgebenden Netzhaut, während die Grenzen der linken Papille allseitig verwaschen, die umgebende Netzhaut getrübt, die Arterien verengt und die Venen geschlängelt sind (Retinitis. Nephritis chronica). Fall IX ist der Untersuchung nicht zugänglich, Fall X der functionellen Prüfung auch nicht, während er ophthalmoskopisch nichts Besonderes bietet. Im Fall XI sind die Papillen leicht grau (Dementia paralytica); das Verhalten der Function lässt sich nicht feststellen. Im Fall XII und XIII ist eine Untersuchung nicht möglich. Fall XIV bietet ophthalmoskopisch keine Besonderheiten, desgleichen Fall XV. Eine functionelle Prüfung ist in ersterem nicht möglich und ergiebt in letzterem ein unsicheres Resultat. Im Fall XVI besteht rechts Atrophia bulbi; links ist der Augenspiegelbefund negativ und die functionelle Prüfung nicht angängig. Im Fall XVII ist ophthalmoskopisch die rechte Papille etwas blasser als normal; functionell scheint der Farbensinn erhalten zu sein, während die Sehschärfe nicht wesentlich herabgesetzt ist. Auch lässt sich bei grober Prüfung so viel feststellen, dass von rechts kommende Gegenstände mit dem rechten Auge erst spät wahrgenommen werden (linksseitiger Erweichungsherd). Im Fall XVIII lässt sich eine Untersuchung nicht vornehmen. Im Fall XIX besteht ophthalmoskopisch rechts Cataracta senilis incipiens; die Papillengrenzen erscheinen verschwommen, besonders nach aussen unten; die Arterien sind verdünnt. Links sind die Grenzen der Papillen verwaschen, und nach innen im Bereich des Sehnerven sieht man rundliche weisse Figuren, von denen eine nasalwärts einen dunkelen Saum hat (Drusen im Sehnervenkopf). Die functionelle Prüfung ist nicht möglich. Im Fall XX ist dieselbe, sowie auch die ophthalmoskopische Untersuchung nicht auszuführen. Im Fall XXI ergiebt die letztere rechts eine schmale Sichel nach aussen, links Andeutung einer Sichel. Die temporale Papillenhälfte ist daselbst etwas grau. Bei der functionellen Prüfung lässt sich nur so viel feststellen, dass zuletzt von rechts kommende Gegenstände erst spät wahrgenommen wurden (linksseitiger Erweichungsherd), während früher gröbere Störungen nicht zu bestehen schienen. Von den 3 anhangsweise mitgeteilten Fällen besitzt Fall XXII keine gröbere Sehstörung, während die ophthalmoskopische Untersuchung fehlt. Fall XXIII ist der Untersuchung nicht zugänglich gewesen. Fall XXIV lässt ophthalmoskopisch nichts Besonderes erkennen und zeigt keine gröbere Sehstörung.

Sieht man von den 5 Fällen der II Gruppe ab, in denen eine Untersuchung überhaupt nicht möglich gewesen ist, so sind in weiteren 5 Fällen, welche ophthalmoskopisch untersucht wurden, die diesbezüglichen Befunde negativ, während allerdings auch bei ihnen eine genaue functionelle Prüfung nicht möglich gewesen ist oder zu unsichere Resultate ergeben hat. In den übrigen 5 Fällen sind ophthalmoskopisch ganz verschiedenartige Befunde vorhanden; in dreien davon fehlt die functionelle Prüfung indess, während in einem weiteren Fall der Farbensinn erhalten und die Sehschärfe nicht wesentlich herabgesetzt zu sein scheint, jedoch von rechts kommende Gegenstände erst spät von dem rechten Auge wahrgenommen werden, und im letzten Fall, nachdem in früherer Zeit keine gröbere Sehstörung ermittelt werden konnte, zuletzt ebenfalls von rechts kommende Gegenstände erst nach der Mittellinie hin wahrgenommen werden. Bezüglich der letzteren Erscheinung, welche beiden Fällen gemeinsam ist, muss hier auf das· Bestehen linksseitiger Erweichungsherde (hinterer Teil der inneren Kapsel) hingewiesen werden.

Weitere Betrachtungen über den etwaigen Zusammenhang des in den einzelnen Fällen intra vitam beobachteten Verhaltens mit den in der Nachbarschaft der basalen Gefässe und sonst noch zufällig gefundenen Veränderungen der Sehnerven will ich nach Erörterung derselben und der von ihnen abhängigen secundären Erscheinungen anstellen und wende mich dementsprechend nun zu einer speciellen Erörterung der pathologisch-anatomischen Befunde.

Unter den Fällen der obenerwähnten Litteratur finden sich übrigens Mitteilungen über Function und Augenspiegelbefund nur im ersten Fall Michels. Hier bestand Stauungspapille mit eigentümlicher Einschränkung des Gesichtsfeldes, wie sie sonst bei Stauungspapille nicht vorkommt, infolge eines Aneurysma cirsoideum der Carotis, welches die Nerven plattgedrückt hatte.

---

2. Pathologisch-Anatomisches.

a) Über das Vorkommen von Formveränderungen der Sehnerven, sowie bestimmter Gruppen ihrer Nervenbündel ohne oder mit atrophischen Erscheinungen an den letzteren bei Sclerose der benachbarten Gefässe und über die ausserdem erhobenen mikroskopischen Befunde.

Die pathologisch-anatomischen Befunde der Fälle der II Gruppe bestehen zunächst makroskopisch aus bestimmten Veränderungen der Form der Sehnerven innerhalb oder mehr oder weniger dicht hinter dem Foramen opticum entsprechend der durch den arteriosclerotischen Process bedingten Erweiterung und Verhärtung der daselbst in nächster Nachbarschaft des Nerven gelegenen Gefässe (Carotis und Ophthalmica). Hinsichtlich ihres Auftretens sind diese Formveränderungen ausser durch das zuletzt angeführte Moment der Gefässerkrankung im Allgemeinen bestimmt durch das eigentümliche Verhalten des Sehnerven einerseits zu knöchernen resp. sehnigen Teilen, andererseits zu den Gefässen. Da gerade diese topographischen Verhältnisse für das Verständnis der nachfolgenden Auseinandersetzungen von Wichtigkeit sind, so will ich zunächst auf dieselben hier etwas ausführlicher eingehen.

Nach Entfernung der vorderen Grosshirnteile an der Leiche sieht man den Sehnerven vom Chiasma nach dem Foramen opticum in der Richtung einer zur Sagittalebene unter einem spitzen Winkel geneigten Linie von innen nach aussen verlaufen. Ein wenig hinter dem Foramen befindet sich der letzte Bogen der Carotis, durch welchen dieselbe eine Richtung nach hinten und mehr nach aussen bekommt. Die Richtung des Nerven und die des Gefässes bilden hinter dem Foramen einen spitzen Winkel mit nach hinten divergierenden Schenkeln. Im Scheitelpunkt dieses Winkels, welcher ein wenig hinter dem Foramen liegt, zieht der Nerv über das Gefäss und zwar an der Stelle des letzten convexen Bogens der Carotis. Indem nun der Nerv in der eben beschriebenen Weise mehr oder weniger nach seiner lateralen Seite hin dem Gefäss aufliegt, wird er daselbst, schon bevor er in den knöchernen Canal eintritt, durch eine mehr oder weniger breite straffe sehnige Membran, welche sich als Fortsetzung der Dura mater zwischen die Gegend vor den Processus clinoidei anteriores und den in der Mittellinie vor dem Tuberculum ephippii gelegenen Knochenteil ausspannt, nach oben begrenzt, während er weiter nach vorne von den knöchernen Wandungen des Foramens allseitig umgeben ist. Der Nerv wird also hinter dem Foramen, sobald eine Ausdehnung des unter ihm liegenden Carotisabschnittes eintritt, welche ihn emporzuheben strebt, nicht oder nur in geringem Maasse im Stande sein, nach oben hin sich zu verschieben. Die Folge davon muss sein, dass der Nerv bei sich gleich bleibender Lage entsprechend der Zunahme des Gefässumfanges hauptsächlich in seiner Form Veränderungen erleidet und zwar, da die obere Begrenzung unveränderlich bleibt, besonders an seinem unteren Rand, sowie nach beiden Seiten. Bei Erkrankung des letzten Bogens der Carotis mit Erweiterung ihres Lumens und Verdickung sowie Verkalkung ihrer Wand muss demnach, sobald dieselbe einen gewissen Grad erreicht, die Form des über ihr liegenden Sehnerven beeinflusst werden, und zwar wird der untere Rand des Nerven, je nachdem das erkrankte Gefäss unter ihm mehr in der Mitte oder nach den Seiten hin liegt, auch dementsprechend in dem betreffenden Abschnitt am meisten umgestaltet, die Gesamtform des Nerven aber im Verhältnis zur Ausdehnung der letztgenannten Veränderung auch nach den Seiten hin beeinflusst werden.

Wenn nun auch unter normalen Verhältnissen der Sehnerv nur dicht hinter dem Foramen über der Carotis liegt und weiter nach hinten von der Richtung des Gefässes immer mehr abweicht, so ist doch zu berücksichtigen, dass, wie man sich in derartigen Fällen an der Leiche überzeugen kann, unter pathologischen Umständen bei starker Schlängelung des erkrankten Gefässes auch weiter hinter dem Foramen der Nerv mehr oder weniger vollständig oberhalb des Gefässes zu finden ist. Unter solchen Umständen können dann auch in dieser Gegend Beeinflussungen der Form des Nerven stattfinden. Da jedoch der Nerv hier innerhalb der Schädelhöhle gerade nach oben und nach den Seiten hin keine starren Nachbargebilde besitzt, so können die Wirkungen der Gefässerweiterung nicht den Grad erreichen, wie in der Gegend unmittelbar hinter dem Foramen.

Aus dem vorderen convexen Teil des letzten Bogens der Carotis, über welchen der Sehnerv hinzieht, entspringt zugleich die Arteria ophthalmica, legt sich gewöhnlich an die untere äussere Seite des Sehnerven (siehe Tafel I Fig. 1) und tritt so mit ihm durch das Foramen, um sich in der Augenhöhle über ihn weg nach innen zu schlagen. Ursprung und Verlauf dieses Gefässes bieten mancherlei Verschiedenheiten, und dementsprechend zeigen sich auch mannigfache Abweichungen in seiner Lage zum Sehnerven. Nach Henle[1]) kann die Augenarterie folgende Varietäten darbieten: „Anstatt anfangs an der lateralen Seite des Nervus opticus, dann quer über denselben medianwärts an seine mediale Seite zu treten, läuft sie von ihrem Ursprung ab an der medialen, unteren Seite desselben. Sie tritt an seiner medialen Seite in die Augenhöhle. Sie entsteht schon am Halse aus der Arteria carotis interna. Sie entspringt mit zwei Wurzeln, die den Nervus opticus zwischen sich fassen, oder sie erhält eine zweite Wurzel aus der Arteria meningea media“. Nach Gegenbaur[2]) liegt die Augenarterie beim Durchtritt durch das Foramen opticum an der unteren, dann an der äusseren Seite des Sehnerven, wendet sich aber über den letzteren hinweg und verläuft meist geschlängelt gegen die mediale Orbitalwand. Selten findet sie sich auf diesem Wege unterhalb des Sehnerven, oder sie tritt gleich zu Anfang an der medialen Seite des

---

[1]) Henle, Handbuch der systematischen Anatomie des Menschen. Braunschweig 1876, Bd. III 1, S. 254.

[2]) Gegenbaur, Lehrbuch der Anatomie des Menschen. Leipzig 1888. S. 680.

Nerven in die Orbita ein. Nach Bernheimer[1]) kommt wohl viel häufiger, als man glaubt, ein derartiger Verlauf der Ophthalmica vor, dass, während sie sonst bis zum Eintritt in die Orbita unter und parallel dem Sehnerven hinzieht, nach ihrem Abgang aus der Mitte des convexen Bogens der Carotis die Richtung quer oder schräg unter dem Sehnerven nach dessen äusserer oder innerer Seite hin von ihr eingeschlagen wird.

Es ist klar, dass arteriosclerotische Veränderungen der Arteria ophthalmica innerhalb des knöchernen Canals und im Bereiche des sich nach hinten davon über den Nerven spannenden Durafortsatzes, sobald das Gefäss dadurch in seinem Durchmesser eine grössere Ausdehnung erhält, die Form des Sehnerven, welcher wenig oder gar nicht ausweichen kann, beeinflussen müssen und zwar an verschiedenen Stellen und in verschiedener Richtung je nach Lage und Verlauf des erkrankten Gefässes. Für den Grad dieser Beeinflussung wird die Stärke der Gefässerkrankung und die Weite des Foramens im Verhältniss zur Dicke des Nerven massgebend sein, sodass wohl die gleiche Gefässveränderung nicht notwendig jedesmal in derselben Stärke die Form des Nerven verändern muss. Hinter dem Foramen lässt sich bei der Lage der Ophthalmica zwischen Carotis und Nerv eine ähnliche Wirkung erwarten, wenn die Ophthalmica stärker erkrankt ist, zumal da der unter ihr liegende Carotisteil gewöhnlich gleichzeitig auch krankhaft afficiert ist. Unter solchen Umständen wird die Form des Nerven durch die combinierte Wirkung beider Gefässe in complicierterer Weise als bei alleiniger Erkrankung der Carotis oder Ophthalmica beeinflusst.

Einen Einblick in die bis jetzt geschilderten topographischen Verhältnisse bekommt man an der Leiche nach Entfernung sämtlicher Hirnteile bis auf das Chiasma, die Sehnerven und die benachbarten Gefässe; dagegen lässt sich aus den Abbildungen anatomischer Werke, soweit ich dieselben gesehen habe, eine genaue Anschauung der in Frage kommenden Beziehungen nicht gewinnen. Hat man indes an der Leiche das soeben beschriebene

---

[1]) A. a. O. 2, S. 55.

Verfahren angewandt und schlägt man mit dem Hammer und Meissel den Teil der Schädelbasis, über welchen und durch welchen die in Rede stehenden Nerven und Gefässe ziehen, heraus, unter Wahrung des Zusammenhanges letzterer mit dem Knochen, so kann man sich an dem gewonnenen Präparat noch besser und bequemer als an der Leiche nach allen Richtungen einen Einblick in die Beziehungen der knöchernen und sehnigen Teile, sowie der Gefässe zu einander und zu dem Nerven verschaffen. Bezüglich des beschriebenen sehnigen Teiles, welcher für die vorliegenden Untersuchungen von Wichtigkeit ist, vermisse ich in den anatomischen Werken, welche mir zugänglich sind, eine Beschreibung und Benennung, was um so auffallender ist, als man sich an den meisten Leichen mehr oder weniger gut von dem Vorhandensein eines derartigen Fortsatzes der Dura mater überzeugen kann, welcher nach hinten vom oberen Rand des Foramens zwischen der Gegend vor den Processus clinoidei anteriores und vor dem Tuberculum ephippii über den Sehnerven ausgespannt ist. Manchmal ist derselbe ganz schmal und rudimentär; öfter habe ich ihn von vorn nach hinten in grösserer oder geringerer Ausdehnung den Nerven bedecken sehen. Da dieser Fortsatz trotz seiner Kleinheit für den von ihm bedeckten Sehnerventeil bei bestimmten pathologischen Verhältnissen der daselbst unter dem Nerven gelegenen Gefässe, wie wir sehen, von Bedeutung sein kann, so dürfte er wohl mehr Beachtung als bisher verdienen und könnte als Processus opticus durae matris oder vielleicht auch als Operculum opticum bezeichnet werden.

Beim Übergang zur Besprechung der Formveränderungen in den Fällen der II Gruppe will ich bezüglich des vorgefundenen Verhaltens der betreffenden Gefässe zu dem Nerven noch einiges bemerken. Dadurch, dass die erweiterte Carotis manchmal stark geschlängelt war, lag sie mitunter noch weiter hinter dem Foramen dem Sehnerven unten an. Die Ophthalmica lief parallel dem Nerven und mehr unten aussen, seltener unten innen; bisweilen hatte sie auf den verschiedenen Körperseiten eine verschiedene Lage. Zu vermissen war, soweit darauf untersucht wurde, ein schräger oder mehr tangentialer Verlauf des Gefässes. Andere der oben angeführten Varietäten, welche unter pathologischen Umständen zum Teil in complicierterer Weise die Form des Nerven beeinflussen müssen, kamen nicht zur Beobachtung.

Die Formveränderungen des Sehnerven, welche entsprechend der Erweiterung und Verhärtung der benachbarten Gefässe zu finden sind, erscheinen in der Mehrzahl der mitgeteilten Fälle doppelseitig, bei einseitigem Vorkommen fast ausnahmslos auf der linken Körperhälfte. Sie können verschiedenartig aussehen, und zwar nimmt der Nerv im Ganzen hinter dem Foramen statt der länglichrunden eine breite und platte Form an, verbunden mit einer mehr oder weniger tiefen, gewöhnlich aber breiten Einbuchtung seines unteren Randes oder er zeigt hier, wie innerhalb seines Canals, eine kleine scharfe Einkerbung am unteren Rand mehr nach aussen, seltener mehr nach innen nebst Abplattung der betreffenden Nervenhälfte, wodurch seine Form, abgesehen von der Kerbe, mehr oval wird, oder es können hinter dem Foramen breite Einbuchtungen und scharfe Kerbungen des unteren Randes combiniert vorkommen mit diesen entsprechender und in den bezüglichen Teilen verschieden stark ausgeprägter Abplattung des Nerven, wodurch seine Form noch unregelmässiger wird.

Während der Sitz der Kerben resp. Einbuchtungen der oben besprochenen Lage der Gefässe entspricht, richtet sich die Ausdehnung in der Breite des Nerven und die Tiefe derselben, sowie die Stärke der damit verbundenen Nervenabplattung nach der Grösse, welche das veränderte Gefäss in seinem Durchmesser erreicht. Im Allgemeinen ergiebt sich aus den mitgeteilten Fällen, dass neben der krankhaft erweiterten Ophthalmica kleine mehr oder weniger tiefe Kerben mit partieller Abplattung vorkommen (Tafel II Fig. 3 und Tafel III Fig. 5), während breite Einbuchtungen und allgemeine Abplattungen des Nerven mehr bei Veränderungen der Carotis beobachtet werden (Tafel I Fig. 2, in geringerem Grade Tafel IV Fig. 7). Mannigfaltige Combinationen von Einbuchtungen und Kerben mit verschiedener Stärke der Abplattung des Nerven ergeben sich nach den mitgeteilten Fällen, wenn die Carotis und der Ursprungsteil der Ophthalmica, welcher zwischen ihr und dem Sehnerven liegt, krankhaft erweitert ist (Tafel II Fig. 4 und Tafel III Fig. 6). Ausserdem giebt es Übergänge zwischen den verschiedenen soeben geschilderten Haupttypen von Formveränderungen. An dieser Stelle will ich auch hervorheben, dass die an der Leiche in situ beobachteten Formveränderungen vielfach schon nach der Herausnahme der Sehnerven aus ihrer festen Umgebung infolge der Weichheit der Nervensubstanz sich mehr oder weniger ausgleichen resp. vermindern, und dass dementsprechend auf den beigefügten Abbildungen die ursprüngliche Stärke der Formveränderungen theilweise in abgeschwächter Weise zur Geltung kommt.

Was die Längsausdehnung der Einbuchtungen und Kerben und ihre Richtung angeht, so ergiebt sich aus den beobachteten Fällen, dass die letztere der Längsrichtung des Nerven entspricht, insbesondere, soweit die Ophthalmica in Betracht kommt, wie auch in den beiden ersten Fällen von Bernheimer, während ein schräger oder tangentialer Verlauf, den genannter Autor in einem dritten Fall beschrieben hat, zu vermissen ist. Die Ausdehnung der erwähnten Veränderungen in der Länge des Nerven ist eine verschiedene je nach dem Grad und der Ausdehnung der Gefässerkrankung, und es findet nach oben und unten von dem Orte der stärksten Gefässveränderung eine allmähliche Abnahme der Einbuchtungen, Kerbungen u. s. w. statt, worauf die gewöhnliche Form des Nerven wieder hervortritt. Abgesehen von Bernheimer erwähnt auch Michel in seinen oben citierten Fällen Abweichungen der Form des Sehnerven. Im ersten Fall drückte ein Aneurysma cirsoideum der Carotis auf die Nerven, und zwar war der rechte etwas platter als der linke; im zweiten bestand auch eine Formveränderung, indem das erbsengrosse Aneurysma auf den äusseren unteren Sehnervenabschnitt einen Druck ausübte.

Die pathologisch-anatomischen Befunde der II Gruppe bestehen aber nicht allein aus makroskopisch sichtbaren Formveränderungen der Gesamtnerven, sondern es treten mikroskopisch auch an einzelnen Bestandteilen derselben bestimmte Veränderungen der Form hervor und zwar in einem gewissen Verhältnis zur Formabweichung der Gesamtnerven und zur Gefässveränderung. Nirgends lassen sich in den 15 Fällen der II Gruppe auf dem Querschnitt der in der Form veränderten Sehnerven Abweichungen der Form an einer kleineren oder grösseren Anzahl in einer bestimmten Gegend gelegener Nervenbündel vermissen und selbstverständlich auch nicht entsprechende Abweichungen in der Lagerung der zugehörigen Septen. Die betreffenden Bündel zeigen bei leichteren Graden der Veränderung statt der polygonalen oder runden eine mehr länglichrunde Form, während sie bei höheren Graden mehr oder weniger stark abgeplattet erscheinen und bei diesen und den höchsten Graden ausser der Abplattung eine geringe oder mehr oder weniger vollständige Atrophie ihrer Fasern darbieten. Befunde wie die vorstehenden sind bis jetzt nur von Bernheimer in seinen zwei erstgenannten Fällen mitgeteilt worden; jedoch konnten die gradweisen Unterschiede, welche in meinen Fällen zu Tage treten, dort bei der Gleichartigkeit der Befunde nicht festgestellt werden.

Da nun insbesondere bei den leichteren Graden der Einwand nahe liegt, es handele sich nicht um pathologische Formabweichungen, sondern um ein normales Verhalten, und die Abweichung der Form sei nur etwas Zufälliges, so sehe ich mich genötigt, über das normale Verhalten, welches die Form der Nervenbündel auf Querschnitten zeigt, ein paar Worte einzuschalten. Speciell für die Gegend des Foramens, die ja hier besonders in Frage kommt, habe ich an einer Anzahl normaler von verschiedenen anderen Fällen herrührender Sehnervenquerschnitte feststellen können, dass wie in den hinter dem Bulbus gelegenen Abschnitten[1]), so auch hier die runde oder polygonale Form der Bündel überall vorherrschend ist (Tafel I Fig. 1), indem ich nur selten unter den runden Bündeln zerstreut und vereinzelt hier und da ein mehr länglichrundes gefunden habe, ähnlich in der Form denen, welche bei dem leichtesten Grad der Abplattung vorkommen. Niemals habe ich bei normalen Sehnerven, deren Septensystem in der gewöhnlichen Weise angelegt ist, das Vorhandensein einer grösseren Gruppe von länglichen Bündeln constatieren können, während gerade das gruppenweise Auftreten von abgeplatteten Bündeln

[1]) Merkel, Handbuch der topographischen Anatomie. Braunschweig 1885—90. Bd. I, S. 284 und 285: Abbildungen von Durchschnitten der Sehnerven kurz vor und nach dem Eintritt der Centralgefässe. — Schwalbe, a. a. O. S. 85: Abbildung des Querschnitts eines Sehnerven etwa 1 cm hinter dem Bulbus.

bei den Fällen der II Gruppe durchgängig zu finden ist. Bemerken will ich hier noch, dass bei angeborenen Anomalieen im Bau des Sehnerven, wie sie in verschiedenen Fällen weiter oben beschrieben sind, neben einer eigentümlichen Anordnung der Septen alle möglichen Formen der Bündel angetroffen werden, u. a. auch längliche und platte. Jedoch zeigt die Lage und Anordnung der platten Bündel niemals das alsbald zu schildernde charakteristische Verhalten der II Gruppe, sondern zum Teil herrscht Regellosigkeit, zum Teil ein mehr typisches, aber von der II Gruppe abweichendes Verhalten, indem in den Fällen mit radiärer Septenstelluug die länglichen Bündel letzterer entsprechend gerichtet sind, während ihre Richtung in der II Gruppe durchgängig einem über der Kerbe resp. über dem erkrankten Gefäss liegenden nach unten concaven Bogen entspricht.

Die Abplattung der Nervenbündel will ich nun in Bezug auf das locale Vorkommen derselben und sein Verhältnis zu den Einbuchtungen und Kerben resp. den erkrankten Gefässen, sowie in Bezug auf ihre Richtung und Ausdehnung im Nerven und in Bezug auf ihre Grade, je nachdem nur Formveränderungen oder auch atrophische Erscheinungen vorhanden sind, näher besprechen.

Was den Ort der Abplattung von Bündeln im Nerven betrifft, so kann man die einzelnen Fälle dahin unterscheiden, ob nur die in der Mitte des Nerven oder ausserdem auch noch die von da nach dem oberen oder unteren Rand gelegenen Nervenbündel von der Abplattung ergriffen sind. In einer Anzahl von Fällen haben bei dem Vorhandensein von weniger erheblichen Gefässveränderungen resp. Formabweichungen der Gesamtnerven die dem Rand zunächst liegenden Schichten von Nervenbündeln ihre runde Form bewahrt, während die in der Mitte des Nerven gelegenen Bündel allein ihre Form verändert zeigen, seien es nun alle, oder mehr die lateral, medial oder direct in der Mitte gelegenen. Ein derartiges Vorkommen ist zu beobachten im Fall VII links, VIII rechts, IX links, X beiderseits, XI links, XII rechts, XIII links, XIV links, XV beiderseits, XVI links, XVII rechts, XVIII beiderseits hinter dem Foramen, XIX und XXI links weiter hinter dem Foramen. Der Einfachheit halber möchte ich die dem Rand zunächst liegenden Schichten von Bündeln „Randbündel“

nennen im Gegensatz zu den übrigen nach der Mitte des Nerven hin gelegenen, welche ich allgemein als „Centralbündel“ bezeichnen will. Veranschaulicht wird das bis jetzt besprochene Vorkommen einer Abplattung der Centralbündel allein in deutlicher Weise durch Figur 2 auf Tafel I, sowie durch Figur 7 auf Tafel IV. An der erstgenannten Figur sind die Centralbündel meist 2—3 Mal länger und etwa nur halb so hoch, wie die übrigen sonst allenthalben rund oder polygonal geformten Bündel. Auch in Figur 7 herrscht die runde Form vor, abgesehen von einer kleinen in der Mitte neben der atrophischen Zone gelegenen Gruppe von Bündeln, deren Form in die Länge gezogen erscheint.

In einer anderen Reihe von Fällen oder auch an anderen Stellen der bis jetzt erwähnten lässt sich neben erheblicheren Gefässveränderungen resp. Formabweichungen der Gesamtnerven ausser der Abplattung der Centralbündel auch eine ähnliche Veränderung bestimmter zwischen diesen und dem Rand gelegener Bündel constatieren. Die derartig veränderten Randbündel liegen nach unten von den abgeplatteten Centralbündeln über dem erkrankten Gefäss resp. der Einbuchtung oder der Einkerbung im Fall XII links, XIII rechts, XIX rechts, XX rechts, und Figur 3 Tafel II veranschaulicht sehr schön, wie neben deutlicher Abplattung der medial gelegenen Centralbündel eine ähnliche, aber leichtere Veränderung der Form auch an den zwischen ihnen und der Kerbe liegenden Bündeln auftritt, während die zwischen ersteren und dem oberen Rand gelegenen Bündel ihre runde Form bewahrt haben. Oder es liegen die Randbündel, welche an der Abplattung teilnehmen, nicht nach unten, sondern nach oben von den veränderten Centralbündeln, wie im Fall XVII links und XX links. Auf Figur 4 Tafel II lässt sich dieses Verhältnis einigermaassen erkennen, indem daselbst über der Kerbe die unteren Randbündel zwar wenig oder gar nicht verändert sind, die centralen und die speciell über der Kerbe und nach oben von letzteren gelegenen Bündel stellenweise bis an den Rand länglich verzogen und platt erscheinen. Es können aber auch drittens obere und untere Randbündel gleich den centralen abgeplattet sein, wie im Fall XI rechts, XIX und XXI links, wovon Figur 6 Tafel III ein deutliches Bild giebt, indem hier innerhalb der mittleren atrophischen Zone sämtliche Bündel aufs äusserste abgeplattet, von da nach den Seiten in mehr oder weniger schwächerem Grade verändert sind. Eine Abplattung von nach einer anderen Richtung gelegenen Randbündeln ist nur ein Mal im Fall XVIII links zu finden, und zwar an den nach dem äusseren Rand hin neben den veränderten Centralbündeln gelegenen Randbündeln, allerdings nur auf eine kurze Strecke in der Serie, worauf dann die Form der Randbündel sich wieder der normalen nähert. In Figur 5 Tafel III ist gerade dieser Übergang getroffen; man sieht noch lateral von den abgeplatteten centralen Bündeln die Bündelabplattungen sich weit in den schmalen äusseren Teil des Nerven erstrecken.

Was die Lage der abgeplatteten Bündel zu den Einbuchtungen und Kerben resp. den erkrankten Gefässen betrifft, so lässt sich im Allgemeinen sagen, dass, wenn wir die Gesamtausdehnung der Abplattung über den Sehnervenquerschnitt betrachten, regelmässig die mittleren Teile annähernd vertical über dem innersten Punkt der Einbuchtung oder Einkerbung und dementsprechend in ähnlicher Richtung über der Höhe des erkrankten Gefässes liegen. Sehr schön sieht man dieses Verhältnis gerade bei Abplattungen, welche nur im lateralen oder mittleren oder medialen Sehnervenabschnitt über kleinen Kerben gelegen sind, wie im Fall VII links, VIII rechts, XI links und rechts, XII links, XIII links, XVI links, XVIII links und XXI links. Die Figuren 3, 5 und 6 der beigefügten Tafeln geben eine gute Anschauung von diesem Verhalten. Aber auch bei dem Vorhandensein breiter Einbuchtungen sieht man die Mitte der in grösserer Ausdehnung abgeplatteten Bündel in ähnlicher Weise zur grössten Tiefe der Einbuchtung gelagert, wie Figur 2 Tafel I abgesehen von anderen Fällen zu erkennen giebt; auch Figur 7 Tafel IV zeigt in der Lage der wenigen abgeplatteten Bündel der Sehnervenmitte ein ähnliches Verhalten zu der unter dem Nerven liegenden Carotis, welche allerdings den Nerven unten weniger eingebuchtet als abgeplattet hat. Bei Combinationen von Einbuchtungen und Kerbungen lässt sich schliesslich für jedes dieser Momente allein in der Lage der auf das eine oder das andere bezüglichen abgeplatteten Bündel ein ähnliches Verhalten constatieren, wovon Figur 4 Tafel II ein einigermassen anschauliches Bild bietet, zumal da hier auch ein deutlicher Unterschied in der Stärke der Abplattungen vorhanden ist, insofern als die über der Kerbe liegenden Bündel viel platter erscheinen als die übrigen abgeplatteten Bündel.

Die Richtung, in welcher die einzelnen Bündel in die Länge gezogen resp. abgeplattet sind und die dadurch bedingte Richtung, in welcher die abgeplatteten Bündel, im Zusammenhang betrachtet, erscheinen, entspricht nicht einer geraden, sondern einer im Gebiet der Centralbündel mehr, im Gebiet der Randbündel etwas weniger gebogenen Linie. Je nach dem Grad der Einbuchtung oder Kerbung resp. Gefässerkrankung ist dieser nach unten concave Bogen mehr oder weniger stark über dem Ort derselben gekrümmt. In allen Fällen trifft man im Allgemeinen mehr oder weniger deutlich hervortretend ein bestimmtes derartiges Verhältnis der Richtung der Abplattungen zu den Einbuchtungen u. s. w. an und kann dasselbe auch bei Combinationen der letzteren mit Kerben annähernd erkennen. Die Übereinstimmung, welche in dieser Hinsicht unter allen Fällen herrscht, lässt sich bei einer graphischen Darstellung des diesbezüglichen Verhaltens jedes einzelnen Falles sofort erkennen, und auch auf den verschiedenen Abbildungen unserer Tafeln springt dieselbe deutlich in die Augen.

Die Grösse der Ausdehnung der abgeplatteten Bündel in der eben im Allgemeinen näher bestimmten Richtung ist, wie sich auch sehr gut aus der graphischen Darstellung dieser Verhältnisse in den einzelnen Fällen ergiebt, der grösseren oder geringeren Ausdehnung der erkrankten Gefässe und den diesen entsprechenden Einbuchtungen, Kerben, totalen und partiellen Nervenabplattungen proportional. Dementsprechend findet sich manchmal Bündelabplattung nur auf eine kurze Strecke wie z. B. im Fall VII links und XXI links (siehe Tafel IV Fig. 7) u. s. w., in anderen Fällen auf eine grössere nach den einzelnen Fällen verschiedene Entfernung hin, weniger ausgedehnt im Fall XVIII links (siehe Tafel III Fig. 5), mehr in den Fällen, welche die übrigen Abbildungen darstellen. Bezüglich der Randbündel ist noch zu bemerken, dass die Ausdehnung ihrer Abplattung in der angegebenen Richtung stets eine geringere ist, als die der Centralbündel, wofür man Anhaltspunkte in den Figuren 3 Tafel II und 6 Tafel III finden kann.

Im Anschluss an das locale Vorkommen von Formveränderungen an den Nervenbündeln ist nun zu betrachten, in welcher Stärke dieselben je nach der grösseren oder geringeren Gefässveränderung resp. Formabweichung der Gesamtnerven auftreten können. Wie ich schon oben angedeutet habe, lassen sich im Allgemeinen drei Grade unterscheiden. Bei dem leichtesten Grad sind die Bündel auf dem Querschnitt etwas in die Länge gezogen, ohne Veränderungen ihrer Elemente erkennen zu lassen. Stärkere Abplattungen meist mit, selten ohne atrophische Erscheinungen (Verminderung der Faserzahl in einzelnen Bündeln) finden sich bei dem höheren Grad, und schliesslich besteht bei dem höchsten Grad eine vollständige Abplattung einzelner Bündel mit Schwund der nervösen Elemente. Bei Besprechung der verschiedenen Grade dieser Veränderungen halte ich es für angebracht, noch über das Verhalten der in Betracht kommenden Septen einige Bemerkungen einzuflechten.

Beim ersten Grad sind die Bündel mehr oder weniger in die Länge gezogen, die zwischen ihnen liegenden Septen verschmälert und entsprechend der Form der Bündel verzogen, sodass sie in einer Richtung näher, in der anderen entfernter liegen. Derartige einfache Veränderungen der Form ohne deutliche Gewebsveränderungen, letztere auch nicht bei Marchi im Fall XIV links, XV beiderseits, finden sich im Fall VII links, VIII rechts, IX links, X rechts, XI links, XII rechts, XIV links, XV beiderseits und XVII rechts. Im Fall XXI links (siehe Tafel IV Fig. 7) ist in den centralen, länglich verzogenen Bündeln dagegen nach Marchi die Zahl der schwarzen Körnchen viel bedeutender als in den runden Bündeln. Allerdings liegt hier einfache Abplattung nicht allein vor, sondern es bestehen in der Nachbarschaft aufsteigende atrophische Erscheinungen, möglicherweise auch in den abgeplatteten Bündeln. Sind ausser den Centralbündeln auch Randbündel in diesem leichteren Grad betroffen, wie im Fall XI rechts und XII links, so ist die Form der letzteren immer weniger verändert als die der ersteren.

Beim zweiten Grad erscheinen die deutlich abgeplatteten Bündel meist zugleich faserärmer, und die Verschmälerung der Septen tritt noch mehr hervor. Die Centralbündel allein bieten diese Veränderung im Fall X (siehe Tafel I Fig. 2), Fall XIII rechts und links (siehe Tafel II Fig. 3) und Fall XVIII rechts und links hinter dem Foramen. Sind Central- und Randbündel im zweiten Grad afficiert, so erscheinen letztere manchmal weniger faserarm als erstere, wie im Fall XIX rechts.

Beim dritten Grad sind die vertical über den Kerben oder Einbuchtungen gelegenen Bündel zum Teil vollständig abgeplattet und enthalten gar keine nervösen Elemente mehr, während nach den Seiten hin Abplattungen leichterer Grade bestehen. Die Septen sind überall verschmälert und liegen mehr oder weniger dicht neben einander, je nachdem die zwischen ihnen liegenden Fasern in grösserer oder geringerer Zahl geschwunden sind. Der schmale Septeninhalt besteht bei dem stärksten Grad der Abplattung nur noch aus Neurogliafasern und Kernen. Letztere sind entsprechend einander näher gerückt, desgleichen die Kerne der verschmälerten Septen, sodass scheinbar eine Kernvermehrung vorhanden ist. Auch bei den leichten Graden zeigt sich diese Erscheinung mehr oder weniger deutlich. Eine derartige starke Veränderung hauptsächlich centraler Bündel, also eine partielle Atrophie des Sehnerven ist im Fall XVIII links vorhanden (siehe Tafel III Fig. 5), während die nach aussen von der atrophischen Stelle liegenden Randbündel leichtere Grade der Abplattung aufweisen. Ähnlich liegt die Sache im Fall XVII (siehe Tafel II Fig. 4) und Fall XX rechts. Eine vollständige Abplattung und Atrophie der oberhalb der veränderten Centralbündel gelegenen Randbündel zeigt Fall XX links, während von den abgeplatteten Centralbündeln ein kleinerer, unter dem ersten gelegener Abschnitt vollständigen Fasermangel zeigt, ein grösserer weniger stark atrophisch verändert ist und die zu unterst liegenden Randbündel nur den ersten Grad der Abplattung zeigen. Eine totale Abplattung und Atrophie der Centralbündel, sowie der oberen und unteren Randbündel in einer breiten, über der Einbuchtung gelegenen Zone bei Vorhandensein leichter Grade der Abplattung in den seitlichen Gegenden zeigt Fall XXI links (siehe Tafel III Fig. 6). Bei schwereren Graden der Abplattung mit ausgedehntem Schwund der Nervenfasern ist die Beteiligung der centralen Bündel nicht so constant, wie bei den leichteren Graden, eine stärkere als die der Randbündel. Es lässt sich eine stärkere Beteiligung der Centralbündel in den Fällen XVII und XVIII constatieren, während im Fall XX die oberen Randbündel stärker betroffen sind als die meisten Centralbündel, und letztere wiederum stärker als die unteren Randbündel, und im Fall XXI alle drei Schichten einen vollständigen Schwund der nervösen Elemente erkennen lassen. Die auf Tafel IV Fig. 7 dargestellte Atrophie wird, da sie hier keine directe Folge von Abplattungen ist, sondern als aufsteigende Veränderung betrachtet werden muss, bei Besprechung der secundären Atrophieen Berücksichtigung finden.

Bis jetzt ist von den mikroskopischen Befunden nur die Abplattung bestimmter Bündel nach dem Orte ihres Vorkommens im Nerven, nach ihrer Lage zu den Einbuchtungen und Kerben resp. den erkrankten Gefässen, nach ihrer sonstigen Richtung und Ausdehnung, sowie nach den verschiedenen Graden ihrer Stärke unter Berücksichtigung des Verhaltens der nervösen Elemente und der Septen, soweit sie dem Gebiet der Abplattung angehören, einer Besprechung unterzogen worden. Es ist nunmehr das Verhalten derjenigen Nervenabschnitte, in welchen die gewöhnliche Bündelform sich findet, zu betrachten und im Anschluss hieran eine Schilderung der sonstigen mikroskopischen Befunde zu geben, insbesondere auch derer, welche an der Nervenscheide und an den benachbarten, sowie an den innerhalb des Sehnerven gelegenen Gefässen festgestellt worden sind.

Die Nervenbündel zeigen in den nicht von Abplattung betroffenen Gebieten im Allgemeinen gewöhnliche Formen und bieten auch sonst in Bezug auf die nervösen Elemente nichts Pathologisches dar, wenn wir hier von dem zufälligen Befund einer Randatrophie des Nerven, die in einer schmalen Zone die Bündel eines Teils des oberen äusseren Nervenrandes im Falle XI ergriffen hat, absehen. Was das Verhalten der unteren und der oberen Randbündel hinsichtlich ihrer Grösse betrifft, so ist bei der Hälfte der Fälle der II Gruppe und zwar beiderseits insofern ein Unterschied vorhanden, als die unteren Randbündel im Allgemeinen grösser, die oberen kleiner, letztere mehr, erstere weniger zahlreich, und dementsprechend die oberen Septen breiter als die unteren erscheinen, während in der anderen Hälfte der Fälle, selbst wenn die Formveränderungen des Sehnerven doppelseitig vorhanden sind, nur auf der einen

Seite ein derartiger Unterschied zu constatieren ist. Weitere Verschiedenheiten in der Grösse dieser Unterschiede je nach dem Grade der Einbuchtung und Kerbung resp. der Gefässerweiterung sind nicht festzustellen.

Das Septensystem lässt sonst im Allgemeinen da, wo die Bündel nicht abgeplattet sind, auch keine nennenswerten Veränderungen erkennen, insbesondere nirgends Verschmälerung oder auffallende Verbreiterung mit Kernvermehrung oder Kernanhäufung; nur im Fall XII rechts scheint allgemein eine leichte Verbreiterung der Septen und vielleicht eine geringe Kernvermehrung zu bestehen.

Die Nervenscheide zeigt im Ganzen und auch im Gebiet der Einbuchtungen und Kerben, woselbst sie den erkrankten Nachbargefässen anliegt, keine auffallenden Veränderungen. Sie ist in einer kleinen Zahl von Fällen kaum verändert, in der Mehrzahl da, wo sie dem Gefässe anliegt, in geringerem oder stärkerem Grade verdickt, ohne jedoch daselbst eine in die Augen fallende Kernvermehrung oder Kernanhäufung aufzuweisen.

Bezüglich der Befunde an den kleinen Gefässen innerhalb der Sehnerven ist zu erwähnen, dass dieselben meist auch, wie die benachbarten grösseren Gefässe, eine Erweiterung ihres Lumens und sonst eine mehr gleichmässige Verdickung, zum Teil ein hyalines Aussehen ihrer Wand darbieten, und dass das umgebende Bindegewebe manchmal auch etwas verbreitet ist, wie im Falle X, ohne jedoch Vermehrung oder Anhäufung von Kernen erkennen zu lassen. Die grösseren benachbarten Gefässe (Carotis und Ophthalmica), welche vielfach eine beträchtliche Erweiterung darbieten, wie sich auch aus einer Vergleichung der Ophthalmica des normalen Sehnerven (Tafel I Fig. 1) mit den auf Tafel III Fig. 5 und 6 dargestellten ergiebt, und welche makroskopisch Verdickungen und Verkalkungen der Wand aufweisen, zeigen, soweit sie untersucht sind, verschiedene Grade des arteriosclerotischen Processes: Wucherungen der Intima, oft in ungleichmässiger Weise, Zellanhäufungen in ihren tieferen Schichten mit Verfettung und Bildung von Hohlräumen (siehe Tafel III Fig. 6 Carotiswand, besonders links) oder Verkalkung, Verdickung der übrigen Schichten (siehe auch Ophthalmica Fig. 5 und Fig. 6).

Von allgemeinen mikroskopischen Vorkommnissen sind hier noch die Corpora amylacea zu erwähnen, welche selten vermisst, meist jedoch nur spärlich, zum Teil besonders in der Scheide, und einmal überall reichlich gefunden worden sind. Schliesslich sind noch die Veränderungen der Sehnerven hervorzuheben, welche der von Fuchs[1]) beschriebenen peripherischen Atrophie angehören. Da bezüglich der Art und des Vorkommens derselben in sämtlichen, dieser Arbeit zu Grunde liegenden Fällen, sowie auch u. a. bei Neugeborenen und Foeten, Erhebungen von mir angestellt sind, so empfiehlt es sich wohl, die Befunde später im Zusammenhang zu besprechen.

Schon bei der ausführlichen Schilderung des Falles XVI und zu Beginn der Besprechung der Fälle der II Gruppe habe ich angedeutet, dass dieser Fall der genannten Gruppe eingereiht worden ist, obwohl das Verhalten der in Betracht kommenden grösseren Gefässe, soweit sie dem Nerven anliegen, nicht festgestellt wurde. Ich will an dieser Stelle die einzelnen Momente näher anführen, welche der Fall XVI mit den übrigen Fällen der II Gruppe gemein hat, und gewisse Erwägungen anschliessen, die auch in diesem Fall die Annahme einer teilweisen Erkrankung der benachbarten Gefässe gerechtfertigt erscheinen lassen. Der linke Sehnerv ist hier im Allgemeinen etwas platter und breiter als gewöhnlich, besonders an der inneren Hälfte, und hat daselbst unten eine Einkerbung. Die mikroskopische Untersuchung ergiebt zunächst bezüglich der Abplattung von Nervenbündeln ein Verhalten, welches dem anderer ähnlichgeformter Sehnerven der II Gruppe entspricht, indem die centralen Bündel der inneren, über der Kerbe gelegenen Hälfte in einem Bogen um die Kerbe länglich verzogen sind. Zwischen den abgeplatteten Bündeln sind weiter die Septen entsprechend verschmälert. Überall sonst am Nerven sind dagegen die Septen und Bündel in gewöhnlicher Weise angeordnet. Die Nervenscheide ist nur im Bereich der Kerbe verdickt, wie in den meisten Fällen der II Gruppe, und schliesslich ist auch das Verhalten der kleinen Gefässe dem der übrigen Fälle insofern gleichartig, als dieselben

[1]) A. a. O.

deutlich erweitert, zum Teil auch geschlängelt und in der Wand verdickt sind. Bei der Ähnlichkeit der Befunde dieses und der übrigen Fälle, welche allein schon eine Gleichstellung derselben gestatten dürfte, ist noch die Frage zu erledigen, ob nicht auch andere Erwägungen zu der nämlichen Auffassung dieses Falles führen können, indem sie die Annahme einer Erkrankung der Ophthalmica stützen. Es ist nun zu berücksichtigen, dass die Gefässerkrankung, um welche es sich hier handelt, nicht überall und gleichmässig auftritt, sondern gewisse Prädilectionsstellen zeigt. Vom ganzen Gefässsystem werden die Carotis interna und die Hirngefässe am häufigsten befallen und von diesen wieder vorzugsweise der Ramus communicans anterior et posterior, sowie die Arteria ophthalmica.[1]) Mir selbst ist ebenfalls, seitdem ich genauer darauf achte, bei verschiedenen Sectionen das Vorhandensein umschriebener Veränderungen gerade an der Ophthalmica und manchmal auch noch an der ihrem Ursprung anliegenden Carotiswand bei Intactheit der übrigen basalen und sonstigen Gefässe entgegengetreten. Betrachtet man Fall XVI, welcher zwar sonst, soweit dies bei der Section festgestellt worden ist, auch an der Hirnbasis intacte Gefässe darbietet, mikroskopisch indes arteriosclerotische Veränderungen an den kleinen Gefässen des Sehnerven erkennen lässt, so kann man mit Rücksicht auf die letztgenannten Befunde ganz wohl die Annahme machen, dass in den grösseren Gefässstämmchen dieser Gegend, z. B. der Arteria ophthalmica, ähnliche Veränderungen mit Erweiterung des Lumens, wie innerhalb des Sehnerven, vorhanden sind, da dieses Gefäss gerade, wie vorher auseinandergesetzt wurde, unter allen Hirngefässen am häufigsten von derartigen Erkrankungen, wenn auch oft nur in umschriebener Weise, betroffen wird.

Bevor ich die Besprechung der pathologisch-anatomischen Befunde der II Gruppe schliesse, will ich noch die mikroskopischen Befunde, welche in der oben angeführten Litteratur niedergelegt sind,

---

[1]) Raehlmann, Über ophthalmoskopisch sichtbare Erkrankung der Netzhautgefässe bei allgemeiner Arteriosclerose mit besonderer Berücksichtigung der Hirngefässe. Zeitschrift für Klinische Medicin. Bd. XVI, S. 651. (Daselbst auch Litteraturverzeichnis.)

vergleichend anführen. Leider ist in den meisten Fällen eine ausführliche Beschreibung der Nervendurchschnitte oder Berücksichtigung etwaiger Formabweichungen der Bündel und Verschiebung der Septen zu vermissen. Von einer Heranziehung der Fälle Oppenheims und Siemerlings muss ich ausserdem auch noch absehen, weil sie ihrer Form nach mehr zur I Gruppe gehören und, wie schon dort hervorgehoben wurde, ganz andersartige Processe erkennen lassen. In dem ersten von Michel mitgeteilten Fall ist ausser der durch ein Aneurysma cirsoideum bedingten Abplattung der Sehnerven nur hervorgehoben, dass dieselben leicht grau waren und Körnchenzellen enthielten. Im zweiten Fall Michels hat ein Aneurysma sacciforme links auf den äusseren unteren Sehnervenabschnitt einen Druck ausgeübt, und durch die mikroskopische Untersuchung der betreffenden Stelle konnte eine Veränderung der Nervenfasern in Form einer vollkommenen bindegewebigen Atrophie, welche ein Drittel der Breite des Sehnervenquerschnittes einnahm, nachgewiesen werden. In Bernheimers drittem Fall sind neben der tangentialen durch die atheromatös veränderte Ophthalmica bedingten Furche des Sehnerven die Nervenfasern atrophisch verändert. Dagegen zeigen die zwei ersten von Bernheimer auch in Bezug auf die Form der Bündel und Septen ausführlich beschriebenen Fälle grosse Ähnlichkeit mit gewissen Fällen der II Gruppe. Es sind in denselben über der den erkrankten und dilatierten Gefässen entsprechenden Einbuchtung der Nerven die Bündel und Septen länglich verzogen und um die Einbuchtung leicht gekrümmt, während in den übrigen Nervenabschnitten nur die runde Bündelform sich findet. Atrophische Erscheinungen machen sich in geringem Grad an den abgeplatteten Bündeln bemerklich; im Übrigen findet sich nirgends Kernvermehrung, und sonstige entzündliche Erscheinungen fehlen ebenfalls. Hiernach lassen sich die beiden letztgenannten Fälle Bernheimers bezüglich der Intensität der Veränderungen etwa mit den Fällen meines zweiten Grades der Abplattung in Parallele stellen.

---

b) Über den Zusammenhang der Sehnervenveränderungen mit der Gefässerkrankung.

Die pathologisch-anatomischen Befunde der II Gruppe bestehen, wie ich im vorigen Abschnitt auseinandergesetzt habe, aus arteriosclerotischen Veränderungen, insbesondere der dem Sehnerven anliegenden Gefässe (Carotis und Ophthalmica), welche zu Verdickung der Gefässwände und zu in den verschiedenen Fällen verschieden starker Erweiterung bald des einen, bald des anderen oder beider in Betracht kommenden Gefässe zusammen geführt haben und weiter aus dem veränderten Gefässverhalten entsprechenden Formabweichungen der Sehnerven (Einbuchtungen und Kerben des unteren Randes, totalen und partiellen Abplattungen des Nerven) nebst mikroskopisch wahrnehmbaren Formveränderungen bestimmter Gruppen von Nervenbündeln und Septen. In Bezug auf diese Abplattung der Nervenbündel ist dann weiter hervorgehoben worden, dass bei geringen Graden der Gefässausdehnung und Formveränderung des Nerven nur centrale Bündel beteiligt sind, ohne atrophische Veränderungen darzubieten, dass die Mitte der Abplattungen vertical über den erkrankten Gefässen resp. Einbuchtungen liegt, dass ihre Richtung einer darum concav nach unten gebogenen Linie entspricht und dass ihre Ausdehnung im Verhältnis steht zur Grösse der Einbuchtung resp. des erkrankten Gefässes. Bei höheren Graden der arteriosclerotischen Veränderungen und grösserer Ausdehnung der Einbuchtungen oder Kerben sind auch Abplattungen nach dem oberen und unteren Rand hin in der genannten Verticalen zu finden, und weiter bei Zunahme der Abplattungen mehr oder weniger deutliche atrophische Erscheinungen bis zum vollständigen Schwund aller nervösen Elemente in einem von der Verticalen durchschnittenen Abschnitt des Nerven, während seitlich davon in bestimmten Richtungen die Bündel einfach abgeplattet bleiben. Neben den atrophischen Erscheinungen an den abgeplatteten Bündeln und der Verschmälerung ihrer Septen fehlen, wie auch in den Fällen der I Gruppe festzustellen war, jegliche entzündlichen Processe, wie Kernvermehrung, Bindegewebswucherung, Gefässneubildung und

Zeichen narbiger Schrumpfung, desgleichen atrophische Erscheinungen an nicht abgeplatteten Bündeln. Auch in der nächsten Umgebung der benachbarten Gefässe werden lebhaftere entzündliche Erscheinungen vermisst, desgleichen in der Umgebung der arteriosclerotisch veränderten kleinen Gefässe des Sehnerven selbst.

Bezüglich der Entstehung der beobachteten Veränderungen an den Sehnerven, zu deren Betrachtung wir uns jetzt wenden, will ich zunächst den Einwand übergehen, dass es sich um angeborene Abweichungen in der Form der Nerven und bestimmter Bündel handele, um später in einem besonderen Abschnitt diese Frage genauer zu erörtern. Ein zufälliges Zusammentreffen der Sehnervenveränderungen mit der Gefässerkrankung lässt sich auch wegen des constanten Vorkommens beider Befunde zusammen in sämtlichen Fällen nicht annehmen, zumal da an den Nerven nirgends Processe zu finden sind (interstitielle Veränderungen mit Bindegewebswucherung oder Atrophie der nervösen Elemente von normalgeformten Nervenbündeln), welche zu einer Schrumpfung oder Einsenkung und dadurch zu einer Formveränderung des Nerven oder seiner Bündel hätten führen können. Ein ursächlicher Zusammenhang zwischen Gefässerkrankung und Sehnervenveränderung, zu dessen Annahme wir demnach geführt werden, kann nun dadurch bedingt sein, dass sich von dem erkrankten Gefäss aus ein entzündlicher Process in der Nachbarschaft ausdehnt und auch den Nerven erreicht. Aber auch hierfür bieten sich keine Anhaltspunkte; denn, ganz abgesehen vom Nerven, wies nicht einmal die dem erkrankten Gefäss zunächst liegende Nervenscheide erheblichere Entzündungserscheinungen auf. Es muss demnach ein anderes Moment vorhanden sein, vermittels dessen bei einer Erkrankung des Gefässes der Nerv beeinflusst wird. Ausser der Gewebsveränderung, welche gleichzeitig zu einer Verhärtung der Wand führt, zeigt nun das erkrankte Gefäss eine Zunahme seiner Durchmesser und muss dieser Verbreiterung entsprechend auf die Nachbarschaft mechanisch einen Druck ausüben. Es wird eine um so stärkere Beeinflussung benachbarter Gebilde eintreten, je weniger diese in Folge ihrer anatomischen Lage im Stande sind, dem auf sie wirkenden Druck auszuweichen. Wie wir nun oben bei Auseinandersetzung der topographischen Verhältnisse der Gegend in und hinter dem Foramen opticum gesehen haben, sind die Lageverhältnisse des Sehnerven daselbst wegen der Unnachgiebigkeit seiner Nachbarschaft derart ungünstige, dass bei krankhafter Ausdehnung der ihm anliegenden Gefässe ein entsprechendes Ausweichen des Nerven unmöglich ist, und notwendigerweise eine örtliche Compression desselben eintreten muss. Für die Annahme einer bloss mechanischen Druckwirkung von Seiten der erkrankten Gefässe spricht auch noch der Umstand, dass das locale Auftreten der Formveränderungen mit der Lage der erkrankten Gefässe übereinstimmt, dass die Abplattung der Nervenbündel nebst den theilweise aufgefundenen atrophischen Erscheinungen nach Lage, Richtung, Ausdehnung in bestimmtem räumlichen Verhältnis steht zu dem erkrankten Gefässe, und endlich der interessante Befund, dass relativ weit von dem erkrankten Gefäss entfernte Bündel, die centralen Bündel nämlich, von allen zuerst schon bei geringeren Graden der Gefässerkrankung in der Form beeinflusst und zwar abgeplattet werden.

Während, um auf die specielleren Erscheinungen der Druckwirkung einzugehen, das geschilderte Vorkommen stärkster Formabweichung des Nerven (Abplattung, Einbuchtung) mit totaler Abplattung und Atrophie von centralen, oberen und unteren Randbündeln im Gebiet eines vertical über der Einbuchtung resp. über dem erkrankten Gefäss gelegenen Nervenabschnittes, wie es sehr schön Tafel III Fig. 6 darbietet, wohl einer besonderen Erklärung nicht bedarf, indem hier die genannten Bündel in ziemlich gleichmässiger Weise betroffen sind, erfordert das eigentümliche Auftreten von Bündelabplattungen in den übrigen Fällen, besonders hinsichtlich des örtlichen Vorkommens, noch eine nähere Besprechung.

Man ist, ohne weitere Erfahrung darüber zu besitzen, geneigt, anzunehmen, dass die dem Gefäss anliegenden Randbündel bei Erweiterung desselben zunächst unter dem veränderten Druck in ihrer Form geschädigt werden müssen. Es lässt sich indess niemals eine Abplattung der unteren Randbündel allein constatieren; vielmehr sind stets zuerst Abplattungen an den Centralbündeln zu beobachten, und dabei ist eine bestimmte Richtung zu erkennen, in welcher die Abplattungen dieser Bündel im Nerven auftreten. Dieselbe bildet eine entsprechend der Einbuchtung resp. dem erkrankten Gefäss concav nach unten gebogenen Linie. Bei Zunahme der Druckwirkung treten dann weiterhin gewöhnlich auch ähnliche Erscheinungen an den nach dem oberen und unteren Rand von dem erstgenannten Orte aus liegenden Bündeln auf. Aber auch unter diesen Umständen sind die Veränderungen, welche die Centralbündel zeigen, bedeutender als die der randwärts gelegenen Bündel. Treten bei Steigerung des Druckes atrophische Erscheinungen an den abgeplatteten Bündeln auf, so sind auch hier die Centralbündel, aber selten, allein betroffen, oder die abgeplatteten Central- und Randbündel zeigen zuweilen den gleichen Grad von leichter Atrophie; selten ist ein hoher Grad von Atrophie an den oberen Randbündeln in weiterer Ausdehnung zu constatieren, als an den Centralbündeln, und erst ganz zuletzt werden auch die unteren Randbündel von ausgesprochener Atrophie ergriffen, jedoch in geringerer Ausdehnung, als die entsprechenden centralen und oberen Randbündel.

Es entsteht nun die Frage, wie bei dem gegebenen mechanischen Moment des Druckes das eigentümliche Verhalten der Centralbündel gegenüber den Randbündeln zu erklären ist, eine Frage, deren Beantwortung hier wenigstens versucht werden soll. Da im Nerven selbst Unterschiede der Septen und Bündel, insbesondere der Rand- und Centralbündel, anatomisch nicht nachweisbar sind, welche zur Erklärung des verschiedenen Verhaltens genannter Bündel gegenüber einem von aussen wirkenden Druck herangezogen werden könnten, so wird man gezwungen, andere Momente, welche ausserhalb des Nerven liegen, näher ins Auge zu fassen. Hierbei scheint mir nun die Lage des Nerven von Bedeutung zu sein, insofern er in dem Abschnitt, um den es sich vornehmlich hier handelt, mehr nach vorne von knöchernen Gebilden umgeben, während er mehr nach hinten und oben, wie ich hervorgehoben habe, von sehnigem Gewebe bedeckt wird, sich gleichsam in einer starrwandigen Röhre befindet, und ferner der in Folge dieser eigenthümlichen Lage auf den Nerven mehr oder weniger allseitig bewirkte Gegendruck bei local zunehmender Druckwirkung eines erkrankten und sich erweiternden Gefässes.

Beobachtungen über analoge Erscheinungen an Nerven, welche sich unter ähnlichen Verhältnissen befinden, sind mir nicht bekannt. Ich will deshalb, ohne weiter auf eine rein mechanische Erklärung eingehen zu können, einige Beobachtungen aus anderen Gebieten des Nervensystems heranziehen, welche vielleicht für die vorliegende Frage von Wichtigkeit sind, und auch annähernd eine Vergleichung zulassen dürften. Es wird wohl hier gestattet sein, das Verhalten des in Rede stehenden Sehnervenabschnittes zu seiner Umgebung mit demjenigen des Rückenmarks zu der Wirbelcanalwand im allgemeinen zu vergleichen und ähnliche am Rückenmark beobachtete Druckwirkungen anzuführen.

Kronthal[1]) hat bei Beschreibung eines Falles von Rückenmarkstumor mit Höhlenbildung auf gewisse Eigentümlichkeiten hingewiesen, welche das unter verändertem Druck stehende Rückenmark bezüglich seiner Form und Grösse sowie seiner einzelnen Abschnitte darbietet. Es handelt sich um einen in der Höhe des 2. bis 4. Cervicalnerven rechterseits liegenden Tumor (Spindelzellensarcom) der Dura mater von länglichrunder Form, mässig weicher Consistenz und weissem Aussehen, dessen Längendurchmesser ungefähr $3^1/_2$ cm und dessen Dicke 2 cm beträgt. „Ein Querschnitt in der Höhe des dritten Cervicalnerven zeigt den Tumor rechts dem Rückenmark dicht anliegend. Sein sagittaler Durchmesser beträgt 8, sein frontaler etwa 6 mm. Das Rückenmark hat kreisrunde Form und misst 11 mm im Durchmesser. Die linke Rückenmarkshälfte ist nur halb so gross als die rechte. Es ergiebt sich hieraus die interessante Thatsache, dass die dem Tumor abgewandte Seite des Markes stärker gelitten hat, als die ihm zugewandte". „Einen Centimeter tiefer misst der Tumor 15 mm frontal und 11 mm sagittal. Das sehr stark comprimierte Rückenmark misst $5^1/_2$ mm frontal, während sein sagittaler Durchmesser mit etwa 10 mm nicht als verkleinert, aber auch nicht als vergrössert zu betrachten ist". „Ein tief einschneidender Spalt, der von vorn in das Mark eindringt und in welchem sich ein dicker Bindegewebs-

[1]) Kronthal, Zur Pathologie der Höhlenbildung im Rückenmark. Neurologisches Centralblatt 1889, S. 573, 606 und 633.

zug befindet, trennt etwa 1/4 des Markes rechts von der Hauptmasse ab. Da dieser Einschnitt jedenfalls die vordere Incisur darstellt, so betrifft der Hauptschwund des Markes hier die rechte Hälfte".

In einem zweiten Fall ist am oberen Ende des Rückenmarkscanals und in das Foramen magnum hineinragend ein 3½ cm langer, reichlich pflaumengrosser Tumor (Fibromyxoma durae matris) vorhanden. „An der Stelle, wo das Rückenmark durch den Tumor stark comprimiert ist, im obersten Halsmark, misst es von vorn nach hinten 6,5 mm im Durchmesser, während es 14 mm breit ist. Die Configuration der grauen Substanz ist nicht zu erkennen; man sieht nur, dass sich in dem gleichmässig gefärbten Querschnitt in der Mitte nach vorn eine dunkle Partie, die etwa 1/3 der Gesamtbreite einnimmt, abhebt, von der aus schmale Züge sich jederseits nach hinten erstrecken. Die dunkleren Stellen, die man als Vorderhörner ansehen muss, reichen bis dicht an die Pia. Die sehr breite vordere Incisur lässt erkennen, dass die rechte Rückenmarkshälfte die linke um mehr als das Doppelte an Grösse übertrifft. Der Tumor drückte von rechts. Somit stehen wir auch hier wieder der auffallenden Thatsache gegenüber, dass die der Neubildung abgewandte Seite stärker gelitten hat, als die ihr zugewandte" Ob und in wie weit centraler gelegene Teile des Rückenmarks in diesen beiden Fällen mehr gelitten haben, was Anordnung und Form betrifft, als die dem Rand näher liegenden Abschnitte der von dem Drucke hauptsächlich betroffenen Rückenmarksgebiete, ist nicht näher angeführt und war auch wohl nach dem Aussehen der Durchschnitte kaum festzustellen.

Die auffallende Thatsache, dass weiter oben die dem Tumor abgewandte, hier jedoch die ihm zugewandte Seite stärker gelitten hat, ist nach dem genannten Autor so zu erklären: „Das Organ ist zwischen Tumor und Wirbelcanalwand gepresst; Tumor sowohl als die Knochen können als drückende Kräfte angesehen werden; sie drücken beide mit gleicher Kraft; das Organ leidet an der Seite mehr, wo die drückende Materie dichter ist; am oberen Ende des Tumors ist dies der Knochen; in der Mitte der Neubildung, wo seine Wachstums- und Spannungsenergie sich schon durch Usur des Wirbels stärker als die Widerstandskraft dieses gezeitigt hat, leidet das Mark mehr durch den Tumor“.

Im Anschluss an die Beobachtung Kronthals, dass bei geringer Spannung des Tumors der auf der entgegengesetzten Seite gelegene Abschnitt des Rückenmarks in seinen Grössenverhältnissen stärker beeinflusst wird als der dem Tumor anliegende, habe ich festzustellen versucht, ob nicht auch am Sehnerven bei arteriosclerotischer Erweiterung eines benachbarten Gefässes an der diesem gegenüberliegenden Nervenregion etwa ähnliche Erscheinungen bestehen. Es fiel mir nun in einer Reihe von Fällen der II Gruppe auf, dass die dem oberen Rand des Nerven zunächst liegenden Schichten von Nervenbündeln, welche zugleich immer auf der dem Gefässe entgegengesetzten Seite liegen, kleiner und zahlreicher, sowie meist mit breiteren Septen versehen zu sein schienen als die entsprechenden unteren Bündel. In der Hälfte der Fälle der II Gruppe liess sich, wie ich gezeigt habe, ein derartiger Unterschied constatieren und zwar beiderseits, in der anderen Hälfte dagegen nur auf einer Seite, wenn auch die Gefässerkrankung und die Formveränderung des Sehnerven eine doppelseitige war. Verschiedenheiten in der Grösse dieses Unterschiedes je nach der Stärke der Gefässveränderung habe ich dabei nicht finden können. Nun ergiebt aber eine diesbezügliche Untersuchung normaler Sehnervenpräparate aus der Gegend hinter dem Foramen opticum, dass auch hier häufig der oben erwähnte Unterschied zwischen unteren und oberen Randbündeln vorhanden ist, und Ähnliches lässt sich auch in den Fällen der I Gruppe feststellen, bei welchen zwar eine Gefässerkrankung, aber keine wesentliche Formveränderung des Nerven vorhanden ist. Besonders mit Rücksicht auf die Befunde an normalen Sehnerven ist es demnach nicht statthaft, die bei den Fällen der II Gruppe gefundenen Unterschiede der oberen und unteren Randbündel in der zu Anfang dieser Betrachtung angedeuteten Richtung zu verwerten. Wodurch diese Unterschiede bedingt sein mögen, ist hier nicht weiter zu erörtern; jedenfalls spielt das auf den Nerven wirkende mechanische Moment dabei keine Rolle.

Weitere Fälle von langsamer Rückenmarkscompression, welche

sich als Unterlage für unsere Betrachtungen eignen und gewisse Anhaltspunkte für die Klärung der vorliegenden Frage geben, habe ich noch nicht finden können. Auf Beobachtungen über experimentelle, mehr oder weniger rasch erfolgte Compression, welche neuerdings unter Anderen von Rosenbach und Schtscherbak[1]) in ihren Folgen für das Rückenmark studiert worden ist, will ich, da die Sachlage hier nach manchen Richtungen eine andere ist, nicht näher eingehen; dagegen kann ich nicht umhin, die Befunde bei einem von mir selbst untersuchten Fall von Rückenmarkstumor, da in demselben anscheinend manche Eigentümlichkeiten ähnlicher Art vorhanden sind, mitzutheilen, wiewohl es leicht ersichtlich ist, dass diese Befunde bei der Ungleichartigkeit des Rückenmarksgewebes auf Durchschnitten nicht ohne weiteres mit den an überall aus gleichartigen Elementen zusammengesetzten Sehnerven gefundenen Veränderungen verglichen werden können.

Der Fall, welchen ich hier kurz mitteilen will, betrifft einen Paralytiker K. 1435, etwa 45 Jahre alt, welcher angeblich einen Schanker gehabt hat. Es bestand Pupillendifferenz und Pupillenstarre gegen Licht. Die Sehnenphänomene waren gesteigert, der Gang leicht spastisch, die Hautreflexe deutlich. Die Sensibilitätsprüfung war wegen des psychischen Zustandes nicht exact durchzuführen. Zuletzt traten gummöse Auftreibungen der rechten Ulna ein. Der Tod erfolgte im Marasmus. Die Section ergab Lungenödem und gewöhnliche paralytische Veränderungen des Gehirns. Nach Öffnung des Duralsackes zeigte sich, zwischen Pia und Nervenwurzeln eingebettet, in der Gegend des oberen Lenden- und unteren Brustteils des Rückenmarkes, und zwar hinten und etwas seitlich von seiner rechten Hälfte, eine mässig consistente, auf dem Durchschnitt rotgelb aussehende Geschwulst (Myxom). Dieselbe begann 3,5 cm über dem Conus terminalis und hatte von da nach oben 2 cm Durchmesser, während ihre grösste Breite von rechts nach links, etwa in der Mitte ihrer Höhe gelegen, 1 cm und ebendaselbst die grösste Tiefe von vorn nach hinten, etwa zwischen rechter hinterer Wurzel und Incisura posterior, 0,5 cm betrug. Nach Härtung in Müller'scher Flüssigkeit u. s. w. wurde das Rückenmark vom unteren Lendenteil bis zu dem mittleren Brustteil in einer Serie geschnitten u. s. w., und es liessen sich alsdann in den einzelnen Abschnitten nach Lage und Ausdehnung des Tumors eigentümliche Abweichungen in der Configuration des

[1]) Rosenbach und Schtscherbak, Über die Gewebsveränderungen des Rückenmarks in Folge von Compression. Archiv für pathologische Anatomie und Physiologie und für klinische Medicin. 1890. Bd. 122, S. 56.

Ganzen und seiner Hälften, in der Form der grauen Massen und selbst in der Lage einzelner Elemente (Ganglienzellen) und Gruppen derselben erkennen, worauf ich nun näher eingehen will.

Während man vom mittleren Teil des Brustmarks abwärts in der Gestaltung und Anordnung des ganzen Rückenmarks und der einzelnen Elemente nichts Ungewöhnliches oder Asymmetrisches erkennen kann, und nur neben dem Eintritt der hinteren Wurzeln die Hinterstränge beiderseits mit Carmin eine etwas deutlichere Rotfärbung bemerken lassen, zeigt sich gegen den Beginn des Tumors hin rechts nach aussen vom Kleinhirnseitenstrang eine Gruppe atrophischer Wurzeln. Die linke Hälfte des Rückenmarks scheint etwas kleiner als die rechte, an welcher in der Gegend der atrophischen Wurzeln der Tumor sich etwas weiter unten zu entwickeln beginnt. Die Incisura posterior ist eine Spur nach links verschoben. Die graue Substanz ist beiderseits anscheinend gleichmässig ausgebildet, und ihre Zellgruppen und Einzelzellen zeigen annähernd dieselbe Anordnung. In den Hintersträngen sind beiderseits neben den eintretenden Wurzeln Gebiete, welche sich ein wenig stärker rot färben mit Carmin. Der Centralcanal zeigt in seiner Weite nichts Besonderes. Ein wenig weiter abwärts tritt die Incisura posterior noch etwas deutlicher nach links, und die graue Substanz dieser Seite ist anscheinend etwas schmäler als die der anderen. Weniger deutlich ist dieses Verhalten an der weissen Substanz zu constatieren. Auf weiteren Schnitten schiebt sich nun zwischen den atrophischen Wurzeln und dem rechten Kleinhirnseitenstrang anfänglich als schmaler Streifen und ganz allmählich zunehmend das fremdartige Gewebe der Geschwulst ein, und die geschilderten Abweichungen in der Configuration treten deutlicher zu Tage. Eine schmale Randzone des Rückenmarks färbt sich neben den atrophischen Wurzeln etwas stärker und ebenso die schon genannten Abschnitte der Hinterstränge. Bei Zunahme des Tumors rückt derselbe auf den folgenden Schnitten über die rechte hintere Wurzel mehr nach der hinteren Incisur hin, und zugleich verliert die rechte Rückenmarkshälfte, weniger an der Seite, mehr an der Hinterfläche, ihre gewöhnliche Rundung und erscheint daselbst etwas platt. Auf weiteren Schnitten dehnt sich der Tumor über die Incisur bis an die linken Nervenwurzeln aus, welche ebenfalls zum Teil atrophisch erscheinen. Die ihm nächstliegende Randzone der Hinterstränge und die Gebiete neben dem Wurzeleintritt, sowie einzelne weiter nach innen gelegene Flecken sind stärker mit Carmin gefärbt. Von hier ab nimmt der Tumor an Dicke, hauptsächlich von vorn nach hinten, und zwar hinter dem rechten Hinterstrang, zu und buchtet daselbst das Rückenmark etwas ein. Zugleich erscheint die Incisura posterior nicht mehr nach links verschoben, sondern steht gerade nach hinten. Während bisher die linke Rückenmarkshälfte, speciell auch die graue Substanz, kleiner als die rechte erschien, machen sich mit der Ausdehnung des Tumors, besonders hinter der rechten Rückenmarkshälfte, ausser einer etwas stärkeren Einbuchtung derselben, bedeutende Abweichungen derselben geltend gegenüber dem annähernd gewöhnlichen Verhalten der linken. Sie ist im Ganzen platter und breiter; ihre graue Substanz scheint in toto schärfer gebogen von vorn nach hinten, und besonders im Vorderhorn auffallend in die Breite gezogen und abgeflacht. Ist so makroskopisch schon ein auffallender Unterschied an ihr zwischen rechts und links vorhanden, so lässt sich auch mikroskopisch rechts an den einzelnen Zellgruppen und ihrer Stellung zu einander gegenüber der andern Seite eine auffallende Verschiebung erkennen. Die einzelnen Elemente scheinen in der Richtung von vorn nach hinten näher gerückt, dementsprechend auch die Gesamtgruppen einander genähert, dabei aber in der Richtung von rechts nach links entsprechend der Abplattung der grauen Substanz in die Länge gezogen zu sein. Der rechte Hinterstrang ist etwas nach rechts verschoben und die rechts aussen von der grauen Substanz liegende weisse Substanz erscheint ein wenig breiter und von vorn nach hinten etwas verschmälert. Auf weiteren Schnitten nimmt der Tumor bald ab und liegt nur noch hinter dem rechten Hinterstrang. Die rechte Rückenmarkshälfte ist, besonders auch in der grauen Substanz, noch abgeplattet und unterscheidet sich dadurch deutlich von der linken Hälfte. Mit der weiteren Abnahme des Tumors verschwinden schliesslich diese Differenzen ganz; es sind auch keine sonstigen Störungen in der grauen und weissen Substanz zu erkennen.

Fassen wir die Befunde dieses Falles zusammen, so zeigt sich bei Beginn des Tumors von oben her, während derselbe als schmaler Streifen zwischen Pia und Wurzeln rechtsseitig und etwas nach hinten liegt, die gegenüberliegende Rückenmarkshälfte kleiner, die graue Substanz derselben schmäler. Bei Zunahme der Breite dieses Streifens tritt der Unterschied noch deutlicher hervor; zugleich scheint die anliegende äusserste Rückenmarksschicht etwas faserärmer zu sein. Das weitere Wachstum des Tumors, welcher sich schliesslich bis zu den linken hinteren Wurzeln ausdehnt, erfolgt ganz besonders hinter dem rechten Hinterstrang in der Richtung von vorn nach hinten. Der betreffende Rückenmarksabschnitt wird etwas eingebuchtet, und die zugehörige rechte Rückenmarkshälfte von vorn nach hinten etwas abgeplattet und nach den Seiten etwas verbreitert. Während die dem Tumor zunächst liegende Randschicht hier faserarm erscheint, und, wie auch schon zu Beginn des Tumors, symmetrische Stellen der Hinterstränge, wohl entsprechend den beiderseits durch den Tumor veränderten hinteren Wurzeln, neben dem hinteren Wurzeleintritt eine etwas stärkere Rotfärbung zeigen, fällt am meisten das Verhalten der grauen Substanz der rechten

Seite gegenüber der linken in die Augen. Die graue Substanz ist gerade nach vorn von der Einbuchtung des Rückenmarks gelegen, stärker gebogen von vorn nach hinten und besonders im Vorderhorn platter und breiter, und dementsprechend ist auch die Anordnung der Zellen und Zellgruppen eine mehr in die Breite gehende, während dieselben in der Richtung von vorn nach hinten einander näher gerückt erscheinen. Mit Abnahme des Tumors nach unten erhält allmählich die rechte Rückenmarkshälfte wieder das Aussehen der linken. Veränderungen des Rückenmarks sind also bei seitlicher Lage des Tumors zuerst, wie auch Kronthal sah, an der gegenüberliegenden Hälfte desselben hervorgetreten, insbesondere Verschmälerung der grauen Substanz. Bei seiner Zunahme traten Veränderungen in der weissen Substanz seiner Nachbarschaft und weiterhin auf. Dieselben waren jedenfalls zum grossen Teil secundäre Folge der durch den Tumor direct hervorgerufenen Wurzelatrophie. Als der Tumor, noch zunehmend, nach hinten gerückt war, zeigte die vor ihm liegende rechte Hälfte allein Veränderungen, insbesondere auffallende Verbreiterung des grauen Vorderhornes nebst Abplattung, wobei auch die zelligen Elemente und dle Zellgruppen in ihrer Lage entsprechend verschoben waren.

Mithin bietet dieser Fall, wie es mir scheint, eine Reihe von Eigentümlichkeiten, deren Auftreten nur durch eine Druckwirkung des Tumors auf das allseits von festen Wandungen umschlossene Rückenmark zu erklären sein dürfte. Wie bei den Fällen von Sehnervenveränderung, woselbst die Compression durch ein benachbartes Gefäss sich in gewissen Bezirken des Nerven entfernt von dem betreffenden Gefässe zunächst geltend macht, scheint es auch in dem eben beschriebenen Fall von Rückenmarkstumor zu sein, indem die Druckwirkung zunächst und hauptsächlich sich nicht in der directen Nachbarschaft des Tumors, sondern an entfernteren Teilen geltend macht.

Die Beantwortung der Frage, warum sich die Druckwirkung so eigentümlich verhält, speciell, warum die centralen Bündel des Sehnerven in bestimmter Richtung zunächst betroffen werden, will ich vor der Hand nicht weiter verfolgen und mir den Versuch vorbehalten, der Sache zunächst auf experimentellem Wege näher zu treten.

Der Zusammenhang der in der II Gruppe beobachteten Sehnervenveränderungen mit den aufgefundenen Gefässveränderungen ist also, wie in dem Vorstehenden erörtert worden ist, durch ein mechanisches Moment, den Druck des erweiterten Gefässes unter bestimmten topographischen Verhältnissen vermittelt. Ob und wie weit von dem erkrankten Gefäss andere Wirkungen ausgehen können, ob ein entzündlicher Process auf den Nerven fortgeleitet oder in ihm angefacht werden kann, dafür bieten die von mir mitgeteilten Beobachtungen keine Anhaltspunkte. Die Wichtigkeit der Druckwirkung hat auch Michel bei Besprechung seiner oben citierten Fälle hervorgehoben. Ebenso stützt sich Bernheimer bei der Erklärung seiner Fälle auf das genannte mechanische Moment. Während in den beiden ersten die Erscheinungen der Druckwirkung am Nerven sich ähnlich den von uns geschilderten verhalten, lehren jedoch sein dritter und Michels zweiter Fall, dass, wofür ich allerdings keine Beispiele unter meinen Fällen gefunden habe, unter Umständen gerade die dem erkrankten Gefäss anliegenden Nervenabschnitte, soweit sich aus der Beschreibung ersehen lässt, allein durch den Druck beeinflusst werden können. Beide Male handelte es sich aber nicht um das gewöhnlich in meinen Fällen beobachtete Gefässverhalten, sondern ein Mal um Aneurysma der Carotis, ein Mal um schrägen Verlauf der erkrankten Ophthalmica.

---

c) Über angeborene Formanomalieen der Sehnerven und ihre Besonderheiten gegenüber den makroskopisch vielfach ähnlich aussehenden Formveränderungen bei Sclerose der benachbarten Gefässe.

Indem ich nun zur Erörterung des Einwandes übergehe, dass die Formveränderungen der Sehnerven und die Abplattung ihrer Bündel, wenigstens so weit es sich um leichtere Abweichungen handelt — besonders die einfachen Einbuchtungen der Nerven mit Abplattung centraler Bündel — nicht durch den Einfluss der Gefässerkrankung zu Stande gekommen sind, sondern vielmehr nur angeborene Eigentümlichkeiten darstellen, will ich die letztgenannten Erscheinungen, soweit es mir möglich war, in dieser Richtung Untersuchungen selbst anzustellen und Beobachtungen Anderer aufzufinden, nach ihrem Vorkommen und nach ihrer Art näher ins Auge fassen. In der Einleitung habe ich schon auf derartige bisher beobachtete angeborene Eigentümlichkeiten des Sehnerven hingewiesen und die Ähnlichkeit hervorgehoben, welche dieselben makroskopisch mit den durch Gefässerkrankung entstandenen Veränderungen besitzen. In Rücksicht auf letzteres Moment habe ich dann die unter den 24 von mir vorstehend beschriebenen Fällen wiederholt beobachteten angeborenen Formanomalieen verschiedener Art bezüglich ihres mikroskopischen Verhaltens genauer studiert, sowie auch den Siemerling'schen Fall[1]) einer weiteren Untersuchung (siehe Einleitung) zu unterwerfen Gelegenheit genommen. Indem ich alle diese Beobachtungen hier kurz zusammenfasse unter Hervorhebung der dabei gefundenen charakteristischen Unterscheidungsmerkmale gegenüber den durch Arteriosclerose bedingten Formveränderungen, glaube ich, den oben genannten Einwand am besten beseitigen zu können.

Die bekannteste angeborene Formanomalie des Sehnerven ist bedingt durch Offenbleiben der Augenspalte. Nach Hertwig[2]) stellt der Sehnerv „ursprünglich eine Röhre mit enger Höhlung dar, welche den Hohlraum der Augenblase mit dem dritten Ventrikel verbindet. Allmählich geht er in einen soliden Strang über. Bei den meisten Wirbeltieren geschieht dies einfach in der Weise, dass die Wandungen des Stiels durch Wucherungen der Zellen sich verdicken, bis der Hohlraum zum Schwund gebracht ist. Bei den Säugetieren wird in dieser Art nur der grössere, an das Gehirn grenzende Abschnitt umgeändert, der kleinere, an die Augenblase sich ansetzende Teil dagegen wird eingestülpt, indem sich die Augenspalte noch eine Strecke weit nach rückwärts verlängert und die ventrale gegen die dorsale Wand eindrückt. Hier nimmt dem-

1) A. a. O.
2) A. a. O.

nach der Sehnerv die Form einer Rinne an, in welche sich ein bindegewebiger Strang einbettet mit einem Blutgefäss, das zur Arteria centralis retinae wird. Letztere wird später durch Verwachsung der Rinnenränder ganz in das Innere aufgenommen".

Erfolgt diese Verwachsung nicht, so zeigt der Sehnerv an dem entsprechenden Abschnitt eine Rinne oder im Allgemeinen mehr eine Hufeisenform. Die in den Fällen der II Gruppe beschriebenen Einbuchtungen und Kerben liegen nun alle in der Gegend des Foramen opticum und nehmen eine kleine Strecke des Nerven daselbst in Anspruch, während die Folgen eines Offenbleibens der Augenspalte nur im Gebiet derselben hinter dem Bulbus vorkommen können. Man könnte allerdings daran denken, dass die Augenspalte unter Umständen weiter an dem Sehnerven hinaufreichen könne, und dass so vielleicht eine der hier beobachteten Kerben mit ihr in Zusammenhang stehe. Allein es wäre dann auch eine andere Anordnung der Centralgefässe zu erwarten; indess verhielten sich letztere, soweit bulbärwärts untersucht wurde, in ihrer Lage normal. Auch dürfte es weiterhin bei einer derartigen Annahme eigentümlich erscheinen, dass nur der oberste Abschnitt der Augenspalte offen bliebe, während, wie stets nachzuweisen war, nach dem Bulbus hin der Nerv vollständige Verwachsung der Rinnenwände zeigte.

Angeborene Spaltungen des Sehnerven durch einen Bindegewebsstrang, welcher in der Gegend des Foramens den Nerven eine Strecke weit durchsetzt, können ferner mit Formveränderungen verbunden sein, welche den bei Arteriosclerose vorkommenden unter Umständen ähnlich sind. Ich verweise hier zunächst auf Siemerlings Fall, in welchem bei Fehlen von Gefässveränderungen am unteren Rand entsprechend dem Bindegewebsseptum eine Einkerbung besteht. Einbuchtungen am unteren und oberen Rand ohne Gefässveränderungen in dieser Gegend habe ich dann selbst bei einer Spaltung der Nerven im Fall XXIV gefunden. Auch im Fall XIX rechts habe ich Einbuchtung des unteren Randes neben Spaltung des Nerven beobachtet. Es lässt sich jedoch hier, da die Ophthalmica gleichzeitig dilatiert ist, nicht sicher sagen, ob die Einbuchtung angeboren ist, resp. ob und wie weit das Gefäss sie bedingt. Das mikroskopische Verhalten der Nervenbündel und

Septen zeigt im letztgenannten Fall auch in der Nähe des Bindegewebsstranges nach Lage und Form nichts Auffallendes; dagegen sind in dem anderen und in dem von Siemerling mitgeteilten Falle verschiedene Unregelmässigkeiten der Lage und Form von Bündeln und Septen neben dem Bindegewebsstrang und bis in weiter entfernt liegende Nervenabschnitte zu constatieren. Die Form der Bündel ist zum Teil eine längliche oder platte; die Richtung ihrer Längsdurchmesser ist aber eine ganz unregelmässige, und gerade hierdurch unterscheiden sich diese Fälle von den Fällen der II Gruppe, bei welchen die Richtung der abgeplatteten Bündel überall eine genau bestimmte ist.

Eine weitere Anomalie des Sehnerven, welche in einer Kerbung des Nerven besteht und unter Umständen makroskopisch Ähnlichkeit mit einer Kerbe bei Arteriosclerose darbieten kann, habe ich im Fall XXI rechts am oberen und unteren Rand des Nerven, desgleichen im Fall XXIII beiderseits hinter dem Foramen beobachtet. In den daselbst befindlichen Kerben liegen am Grunde neben einander einige Bündel, welche die Charaktere der Fuchs'schen Atrophie zeigen, während die übrigen Nervenbündel durchweg auch in der Form gut entwickelt sind, insbesondere nirgends Abplattungen erkennen lassen, wie denn auch der Gesamtnerv die gewöhnliche, mehr oder weniger länglichrunde Form, von den kleinen Einschnitten abgesehen, darbietet. Also auch diese Formanomalie des Nerven unterscheidet sich bei genauer Untersuchung wesentlich von den bei Arteriosclerose vorkommenden Formabweichungen.

Am häufigsten habe ich unter meinen vierundzwanzig Fällen eine weitere angeborene Formanomalie gefunden, welche sich zwar auch als eine Kerbung des Nerven darstellt, aber mikroskopisch ebenfalls ganz andere, jedoch auch recht charakteristische Befunde gegenüber denen der II Gruppe darbietet. Dieselbe liegt vor in den Fällen II, VI, XIII, XIX, XXI, XXII, XXIV und betrifft den unteren oder oberen Rand des intracraniellen Sehnervenabschnittes vorn, mitten oder hinten auf einer oder beiden Körperseiten und zwar an Stellen, wo dem Nerven Gefässe anliegen oder auch nicht Mikroskopisch sieht man an der kleinen Kerbe die Nervenscheide etwas nach innen vorspringen; des Weiteren ziehen von hier ab mehr oder weniger nach allen Richtungen die Septen wie Radien von einem Mittelpunkte aus durch den Nerven. Zwischen ihnen sind die Nervenbündel unregelmässig in Form und Grösse gelagert. Nahe der Kerbe liegen vielfach kleine runde Bündel; grössere, dabei längliche oder platte Bündel, deren Längsdurchmesser die Richtung der radiären Septen haben, finden sich weiterhin zwischen den letzteren. Auch horizontal verlaufende Faserzüge werden in diesen Fällen nicht vermisst. Es ist demnach hier neben der Kerbe eine radiäre Anlage der Septen und eine Änderung der Bündelform nach der Richtung der Radien hin vorhanden, während bei Arteriosclerose die Richtung der abgeplatteten Bündel und Septen einem Bogen entspricht.

Nirgends finden sich also bei den bis jetzt betrachteten angeborenen Formanomalien, abgesehen von der äusseren Ähnlichkeit, weitere Erscheinungen, insbesondere mikroskopischer Art, welche mit den von mir in der II Gruppe erhobenen Befunden auch nur annähernd verglichen werden können.

Aber man könnte vielleicht schliesslich auch hier noch einwenden, dass das eigentümliche Verhalten der Sehnerven der II Gruppe eine weitere Art von angeborener Anomalie darstelle, und zwar liesse sich zur Erklärung einer solchen Bildungsanomalie die Annahme machen, dass die gegenseitige Entwicklung von Gefäss und Nerv z. B. innerhalb des Canals unter Umständen eine Verschiebung erleide, in Folge deren der Nerv sich mehr um das Gefäss herum entwickele, und dass letzteres schliesslich in einer Rinne des ersteren liege. Allein hiergegen lässt sich u. a. anführen, dass in allen hier mitgetheilten Fällen der II Gruppe die Formveränderungen des Sehnerven in der Gegend des Foramens mit der von mir beschriebenen charakteristischen Art der Abplattung seiner Bündel niemals bei normalem Verhalten, sondern stets nur bei krankhafter Veränderung des dem betreffenden Nerven anliegenden Gefässes von mir gefunden worden sind. Auch Bernheimer weist die Annahme einer angeborenen Anomalie des Sehnerven in seinen Fällen zurück, indem er besonders das Verhalten des zweiten Falles betont, in welchem bei einseitigem Vorhandensein der Gefässerkrankung nur der Sehnerv der erkrankten Seite verändert gewar. Auf Grund des letzterwähnten Befundes und meiner diesbezüglichen Beobachtungen über das regelmässige Zusammentreffen derartiger Sehnerven- und Gefässveränderungen lässt sich nicht wohl annehmen, dass eine angeborene Formabweichung vorliegt, sondern es ist zu erwarten, dass die Formveränderung mit der Gefässerkrankung in ursächlichem Zusammenhang steht.

Ich glaube, hiermit den Einwand zurückgewiesen zu haben, dass es sich bei den in Rede stehenden Formveränderungen des Sehnerven mit Abplattung centraler Bündel um angeborene Anomalieen handelt, und wende mich nun zur Betrachtung der Folgen, welche in den einzelnen Fällen bei der Compression des Nerven durch ein benachbartes Gefäss an den übrigen Nervenabschnitten aufgetreten sind.

---

d) Über das Vorkommen secundärer Atrophie bei Compression der Sehnerven durch die erkrankten Gefässe und über sonstige pathologisch-anatomische Befunde an den Sehnerven.

Im Anschluss an die zu Beginn der pathologisch-anatomischen Besprechung gegebene Schilderung der Formveränderungen der Sehnerven mit Abplattung von Bündeln und teilweise mit Atrophie der letzteren in der Gegend des Foramen opticum bei Erkrankung der benachbarten Gefässe ist nun weiter das Verhalten der übrigen Nervenabschnitte mit Rücksicht auf das Vorkommen von Veränderungen, welche mit den durch die Compression der Nerven bewirkten Störungen in Zusammenhang stehen, zu besprechen. Hierbei werden sonstige, in einzelnen Fällen erhobene pathologisch-anatomische Befunde der Nerven eine entsprechende Berücksichtigung erfahren müssen, insofern dieselben ebenfalls Veränderungen in auf- und absteigender Richtung hervorzurufen geeignet sind.

Eine Untersuchung der Sehnerven in auf- und absteigender Richtung fand nur in einer beschränkten Zahl von Fällen statt und führte zu Resultaten, welche jetzt unter kurzer Anführung der primären Läsionen betrachtet werden sollen. Im Fall VIII ist der rechte Sehnerv entsprechend der dilatierten Carotis platt und breit hinter dem Foramen und hat unten aussen eine der erweiterten Ophthalmica entsprechende Kerbe. An den über derselben mehr central gelegenen Nervenbündeln ist eine Abplattung und Verschmälerung in einer entsprechend der Kerbe gekrümmten Linie zu erkennen, ohne dass daselbst atrophische Erscheinungen bemerkbar sind. Die Untersuchung des von da ab bulbärwärts gelegenen Nervenabschnittes ergiebt keine pathologischen Veränderungen an den Nervenbündeln, im Besonderen auch keine an ihren nervösen Elementen.

Im Fall XIII sind entsprechend dem starken Klaffen der Carotiden die Sehnerven breit und platt und entsprechend den erweiterten Augenarterien tief gekerbt. Am linken Nerven besteht eine Abplattung der über der Kerbe gelegenen centralen Nervenbündel, und Nervenfasern sind vielleicht daselbst spärlicher vorhanden. Am rechten Nerven sind ähnliche Verhältnisse. Die Untersuchung der nach dem Chiasma hin gelegenen Nervenabschnitte lässt in Bezug auf die nervösen Elemente etwas Pathologisches nicht deutlich erkennen.

Auch im Fall XX fand nur eine Untersuchung der nach dem Chiasma gelegenen Nervenabschnitte statt. Der rechte Sehnerv ist hinter dem Foramen entsprechend der veränderten Carotis abgeplattet und zugleich entsprechend der erweiterten Ophthalmica unten innen tief gekerbt. Darüber besteht eine Abplattung der centralen Bündel in der Richtung eines Bogens um die Kerbe, sowie auch der Bündel über der Spitze der Kerbe; ausserdem ist eine Verschmälerung der betreffenden Septen und eine verticale Annäherung derselben an einander vorhanden. Atrophische Erscheinungen erheblicher Art fehlen. Aufsteigend nach dem Chiasma hin ergiebt die Untersuchung, soweit die Nervenelemente in Betracht kommen, nichts Pathologisches. Der linke Sehnerv ist über der veränderten Carotis abgeplattet und unten eingebuchtet. Darüber besteht Abplattung der Bündel fast durch die ganze Dicke des Nerven hindurch in einer der Einbuchtung entsprechenden Richtung, ferner Faserarmut, teilweise Faserschwund der abgeplatteten centralen und in grösserer Ausdehnung der darüber an dem oberen Rand liegenden ebenfalls abgeplatteten Bündel, sowie Verschmälerung der Septen zwischen den abgeplatteten Bündeln. Nur geringe atrophische Erscheinungen sind in den der Einbuchtung anliegenden, in der Form nicht wesentlich veränderten unteren Randbündeln wahrzunehmen. Nach dem Chiasma hin lässt sich nun eine kleine atrophische Zone ohne Verziehung der Septen am oberen Nervenrand entsprechend der kurz vorher geschilderten Atrophie der abgeplatteten oberen Randbündel feststellen.

Drei weitere Fälle sind vom Chiasma bis zu den Papillen auf Serienschnitten untersucht. Auf die Einzelheiten des Verhaltens der Veränderungen in den verschiedenen Nervenabschnitten, welche bei Beschreibung der Fälle eine möglichst genaue Schilderung erfahren haben, will ich hier nicht mehr näher eingehen, sondern nur summarisch das Wichtigste hervorheben und alsdann noch einige besondere Verhältnisse näher besprechen.

Im Fall XVIII findet sich entsprechend der arteriosclerotisch veränderten Carotis eine Abplattung und unten innen eine seichte Einbuchtung des rechten Sehnerven. Über letzterer zeigt sich eine Abplattung der centralen Bündel und Verschmälerung ihrer Septen. In den abgeplatteten Bündeln lässt sich eine Verminderung der Nervenfasern und ein Dichterstehen der Kerne beobachten. Am bulbären Ende des Nerven nach dem äusseren oberen Rand hin erscheint eine Zone mit deutlicher Bindegewebswucherung, Kernvermehrung und Schwund von Nervenfasern. Es sind also an dem rechten Nerven zwei verschiedene Veränderungen: über der erkrankten Carotis eine Abplattung mit einfach atrophischen Erscheinungen an den centralen Bündeln, hinter der Papille eine umschriebene interstitielle Entzündung mit Schwund von Faserbündeln. Secundäre atrophische Erscheinungen lassen sich von der Netzhaut bis zum Chiasma in einer bestimmten Zone nachweisen. Wie weit dieselben indess von den Veränderungen der Nervensubstanz über der Carotis abhängen, ist bei dem Vorhandensein des zweiten destruierenden Processes, dessen ursächliche Momente unerkennbar sind, nicht festzustellen. Links zeigt sich entsprechend der veränderten Carotis eine Abplattung des Sehnerven und unten aussen eine leichte Einbuchtung. Die Veränderungen der darüberliegenden centralen Bündel sind dieselben, wie rechts. Im Canal unten aussen gewahrt man eine tiefe Einkerbung des Nerven entsprechend der erweiterten Augenarterie. Darüber und lateral herrscht totale Abplattung der centralen und lateral gelegenen Nervenbündel mit Schwund ihrer Nervenfasern und Verschmälerung ihrer Septen, welche ebenso wie die Kerne ganz nahe an einander gerückt sind. Am bulbären Ende des Sehnerven zeigen sich nach dem äusseren unteren Rand hin umschriebene interstitielle Veränderungen, wie auf der rechten Seite. Auch die übrigen Verhältnisse liegen m. m. wie rechts. Es sind demnach im Fall XVIII verschiedene Processe vorhanden, welche auf- und absteigende Veränderungen bewirken, und es lässt sich unter diesen Umständen über die secundären Folgen der durch die Gefässerkrankung allein bewirkten Schädigung der Nervensubstanz nichts Sicheres sagen.

Gleich compliciert sind die Verhältnisse im Fall XIX. Beide Sehnerven zeigen entsprechend den stark veränderten Carotiden eine Abplattung hinter dem Foramen, sowie in demselben rechts eine geringere, links eine stärkere Einbuchtung des Nerven entsprechend der erweiterten Augenarterie. Rechts zeigt sich Abplattung der centralen Nervenbündel, sowie auch der darunterliegenden Randbündel hinter dem Foramen mit leichten atrophischen Erscheinungen; links ist Abplattung sämtlicher über der tieferen Einbuchtung gelegenen Bündel mit atrophischen Erscheinungen (Armut an Nervenfasern) zu constatieren. Im Sehnervenkopf finden sich beiderseits Drusen in grosser Menge, angehäuft oder einzeln stehend, und diesen entsprechende atrophische Zonen im untersten Sehnervenabschnitt. Im Gefolge der durch die Drusen und durch die Gefässerweiterung bewirkten Veränderungen der nervösen Elemente hinter der Papille resp. am Foramen ziehen sich durch die ganze Länge des Nerven resp. der Netzhaut darauf bezügliche ab- und aufsteigende atrophische Erscheinungen. Wie weit dieselben indess auf die Veränderungen der Nervensubstanz hinter dem Foramen über den erkrankten Gefässen allein zurückzuführen sind, lässt sich unter diesen Umständen nicht sicher angeben. Gewisse Erscheinungen an den Nerven, welche auf die

Drusen allein zu beziehen sein dürften, werde ich im Zusammenhang mit ähnlichen Beobachtungen Anderer später besprechen.

Einfach liegen schliesslich die diesbezüglichen Verhältnisse beim Fall XXI. Schwerste Veränderungen des linken Sehnerven sind hinter dem Foramen, woselbst er, entsprechend der stark veränderten Carotis und Ophthalmica unten tief gebuchtet, etwa das Aussehen einer Sanduhr hat, indem zugleich der mittlere über der Augenarterie liegende, unten schmälere, oben breitere Abschnitt eine vollständige Abplattung der Bündel und Atrophie der Nervenfasern darbietet, in den seitlichen Teilen des Nerven dagegen nur Abplattung von der atrophischen Zone zunächst liegenden Bündeln in einem der Einbuchtung entsprechenden Bogen und Verschmälerung der bezüglichen Septen sich findet. Oberhalb und unterhalb dieser stark veränderten Gegend macht sich im Nerven eine allmähliche Abnahme der Formveränderung unter Beschränkung der Abplattung zuletzt nur auf centrale Bündel bemerkbar. Daneben gewahrt man an den entsprechenden Orten das Auftreten enger umschriebener Veränderungen, die als auf- und absteigende Atrophie zu betrachten sind und sich auch weiterhin allein durch die ganze Länge des Nerven ausdehnen, soweit die Untersuchung sich erstreckte. Dieselben lassen sich vom oberen Rand der rechten Chiasmahälfte bis zum oberen und äusseren Gebiet des untersten Sehnervenabschnittes und der Papille der entgegengesetzten Seite verfolgen. Die Verschiedenartigkeit der Veränderungen je nach der auf- oder absteigenden Richtung werde ich später noch genauer zu erörtern haben.

Bei der Besprechung der secundären Veränderungen der nervösen Elemente ist auch das Verhalten der gekreuzten Sehnerven bei den mit Hemianopsie verbundenen Grosshirnläsionen in den Fällen XVII und XXI zu berücksichtigen. Im ersteren Fall besteht die Hirnläsion, soweit festzustellen ist, erst einige Zeit. Der gegenüberliegende rechte Sehnerv zeigt zwar entsprechend den erkrankten Nachbargefässen Einbuchtungen und Abplattungen auch der Bündel, jedoch ohne dass sich sonst, insbesondere an den nervösen Elementen, etwas Pathologisches nachweisen lässt, wobei allerdings nur Pal und Combinationen mit demselben in Anwendung kamen. Im letzteren Fall besteht die Hirnläsion ebenfalls nur einige Zeit (3 Monate), und der gegenüberliegende rechte Sehnerv zeigt bei Marchi und Combinationen mit demselben ebenfalls nichts Auffallendes.

Bezüglich des Verhaltens der Sehnerven in auf- und absteigender Richtung bei Compression durch die benachbarten Gefässe ergiebt sich also, wie Fall VIII lehrt, dass bei durch die Gefässerkrankung bedingter einfacher Abplattung centraler Bündel Veränderungen der nervösen Elemente in der Längsrichtung des Nerven nicht vorhanden sind. Tritt Atrophie der Nervenelemente in den abgeplatteten Bündeln auf, so wird dieselbe sich auch weiterhin im Nerven bemerkbar machen müssen. Hierfür bietet Fall XXI ein sehr gutes Beispiel, während die beiden anderen ähnlichen Fälle wegen der bestehenden Complication hier nicht zu verwerten sind. Die linkerseits über den erkrankten Gefässen hinter dem Foramen opticum entstandene Abplattung und Atrophie des mittleren Nervenabschnittes hat aufsteigend Veränderungen des Nerven zur Folge, welche oben ein grösseres dreieckiges Feld, unten einen schmalen Streifen im mittleren Nervenabschnitt einnehmen und sich weiter im Chiasma nach der andern Seite hin wenden, während absteigend besonders deutlich eine kleine dreieckige Zone des oberen Nervenrandes, weniger ein nach unten davon durch den Nerven hindurch sich erstreckendes Gebiet betroffen ist und schliesslich an der Papille die stärksten Veränderungen oben und etwas weniger aussen anzutreffen sind. Die ursprüngliche Läsion des Nerven in einem wohl zum Teil auch die maculo-papillären Faserbündel neben oberen und unteren Randbündeln umfassenden mittleren Abschnitt hat also Veränderungen der den ersteren entsprechenden äusseren Papillenhälfte, wie nach Untersuchungen von Uhthoff[1]) und Anderen zu erwarten ist, und der Nachbarschaft derselben besonders nach oben entsprechend der primären Läsion der nach dem oberen und unteren Rande hin liegenden Nervenbündel im Gefolge.

Bezüglich der Fälle von Compressionsatrophie bei Arteriosclerose, die in der Litteratur angeführt sind, hat Bernheimer in

---

[1]) Uhthoff, Untersuchungen über den Einfluss des chronischen Alkoholismus auf das menschliche Sehorgan. Berlin. 1887.

seinem dritten Fall auch peripheriewärts von der Läsion des Sehnerven Atrophie constatiert, die beiden übrigen nicht daraufhin untersucht. In Michels zweitem Fall fehlt die Untersuchung auch; im ersten enthielten die abgeplatteten Nerven bei Stauungspapille Fettkörnchenzellen.

Im Anschluss an das Vorkommen secundärer Atrophieen in den von mir beschriebenen Fällen will ich hier noch auf einzelne dieses Gebiet betreffende Erscheinungen etwas näher eingehen.

Über den Zeitpunkt des Beginnes der Atrophie zunächst im Bereich der durch die Gefässe abgeplatteten Nervenbündel lässt sich bei dem Fall XXI, wie überhaupt bei ähnlichen Fällen, nichts Sicheres sagen und dementsprechend lässt sich auch nicht die Zeitdauer feststellen, innerhalb welcher die vorgefundenen secundären Veränderungen sich entwickelt haben. Indess sind die in dem genannten Fall erhobenen Befunde nach einer anderen Richtung sehr wohl zu verwerten, und zwar dürfte es von Interesse sein, die Veränderungen, welche oberhalb und unterhalb der Läsion des Nerven sich innerhalb eines gleichen Zeitraumes entwickelt haben, einander gegenüberzustellen, gleichsam wie nach einer experimentell ausgeführten teilweisen Durchschneidung des Nerven. Leider kann ich den Vergleich in Bezug auf das Verhalten gegen Marchi nicht machen, da letzteres Verfahren nur aufsteigend zur Anwendung kam, und will daher auf die bei den übrigen Färbungsmethoden gefundenen Verschiedenheiten eingehen.

Die auf Tafel III Fig. 6 dargestellte Läsion des Nerven hat zu vollständigem Schwund der Nervenfasern in einem mittleren schmalen, nach oben breiter werdenden Abschnitt geführt. Etwas oberhalb dieser Stelle zeigt der Nervendurchschnitt, wie ihn Tafel IV Fig. 7 giebt, eine ähnlich gelegene atrophische Gegend von etwas geringerem Durchmesser in der Breite und von einem grösseren in der Höhe. Der obere Rand ist daselbst etwas eingesunken, und unter der Einsenkung liegt ein grosses Dreieck, in welchem die Nervenfasern vollständig verschwunden sind, und woselbst weder mit Marchi, noch mit Pal sich eine Färbung einstellt. Von der Spitze des Dreiecks nach unten zieht ein sich ebenso verhaltender schmaler Streifen. Etwas höher in der Schnittreihe ist makroskopisch nur die grosse dreieckige Zone zu sehen, während in der Richtung des Streifens einzelne Nervenbündel faserärmer erscheinen. Die dreieckige Zone zeigt keine Spur von Nervenfasern und lässt zwischen den Septen nur ein feines Netzwerk von Neuroglia erkennen. Die Form dieser nervenfaserlosen Bündel ist annähernd die gewöhnliche, ihre Ausdehnung etwas geringer als normal. Die zwischen diesen Neurogliamassen gelegenen Septen zeigen annähernd die gewöhnliche Anordnung und nur wenig verminderte Ausdehnung, ohne eine nennenswerte Verdickung aufzuweisen. Die Gefässe, welche in ihnen verlaufen, sind nicht unterschieden von den Gefässen anderer Nervenabschnitte; die Kerne der Neuroglia und der Septen scheinen entsprechend der geringeren Ausdehnung dieser Massen einander etwas näher stehend. Das Wesentliche ist also der vollständige Ausfall der Nervenfasern, während die übrigen Elemente der atrophischen Zone nur insoweit eine Veränderung erlitten haben, als ihre Ausdehnung ein wenig geringer geworden ist entsprechend der äusserlich wahrnehmbaren Einziehung oder Schrumpfung. Ganz anders erscheinen die Verhältnisse etwa in gleicher Entfernung unterhalb der Läsionsstelle. Am oberen Umfang des Nerven sieht man makroskopisch unter einer minimalen Einsenkung eine kleine dreieckige Zone, ähnlich wie nach aufwärts die geschilderte grosse. Verglichen mit der letzteren sind die Dimensionen minimale. Ihre Lage entspricht einem Teil der oberen atrophischen Mittelzone an der Läsionsstelle. Mikroskopisch sieht man entsprechend der unteren atrophischen Mittelzone von dem kleinen Dreieck abwärts bis zum untern Rand eine schmale Zone, deren Bündel kleiner und faserärmer, und deren Septen breiter sind. Die dreieckige Zone zeigt im Allgemeinen ähnliche, nur noch ausgeprägtere Veränderungen. Sie umfasst etwa zwölf Nervenbündel, welche wiederum verschieden stark verändert sind. Form und Grösse dieser Bündel weicht bedeutend von denen der Nachbarschaft ab. Sie sind alle erheblich verkleinert und mehr oder weniger unregelmässig geformt; in keinem einzigen Bündel vermisst man bei Pal Nervenelemente vollständig. Die drei am oberen

Rand gelegenen lassen nur ein derartiges Element erkennen; die übrigen nach innen und nach den Seiten davon gelegenen zeigen mehrere einzelne oder eine Gruppe von Fasern, welche jedoch nur einen kleinen Bruchteil eines normalen Bündels ausmachen. Das Bindegewebe zwischen diesen nervenfaserarmen Bündeln, welche neben den erhaltenen Fasern nur wenig Neuroglia und dichter stehende Kerne zeigen, ist durchgängig bedeutend verbreitert, auf das Doppelte bis Dreifache gegenüber den Septen der anderen Nervenabschnitte, sieht deutlich faserig, wellig, glänzend aus und zeigt runde und längliche Kerne, von denen letztere vielleicht etwas zahlreicher als gewöhnlich zu sein scheinen. Auffallend verdickt ist die Wand der kleinen Gefässe dieser verbreiterten Septen. Das Wesentliche ist also hier, dass die Nervenfasern in keinem einzigen Bündel vollständig verschwunden sind, sondern dass in den verschiedenen Bündeln nur ein mehr oder weniger grosser Ausfall an Fasern stattgefunden hat. Ausserdem ist die Grösse dieser Bündel eine viel geringere, als die der normalen Nachbarschaft, indem neben ihren Faserresten nur noch wenig Neuroglia liegt und ihre Kerne dichter an einander gerückt sind. Dagegen fallen zwischen den betroffenen Bündeln die Septen durch ihre bedeutende Breite auf und lassen anscheinend eine Vermehrung, besonders der länglichen Kerne, sowie eine starke Wandverdickung ihrer Gefässe erkennen.

Aufsteigend ist also der Fortfall von Nervenfasern das Wesentliche, und die übrigen in Betracht kommenden Gewebsteile zeigen mit Ausnahme einer leichten räumlichen Verkleinerung und der entsprechenden Einsenkung der betreffenden Stelle keine Veränderung. Absteigend ist der Ausfall der Nervenfasern nirgends ein vollständiger und gradweise verschieden in den einzelnen Bündeln. Die übrigen in Betracht kommenden Gewebsteile zeigen hingegen auch deutliche Veränderungen: auffallende Verbreiterung der Septen und Kernvermehrung daselbst, sowie Reduction der Neuroglia. Durch letzteres Moment und den teilweisen Faserausfall mindert sich die Grösse dieser Bündel. Makroskopisch zeigt sich dementsprechend eine geringe Einsenkung. Die fasciculäre Anordnung ist zwar zu erkennen; durch das Überwiegen des Bindegewebes ergiebt sich jedoch ein eigenthümliches Aussehen dieser Stellen gegenüber normalen.

Nach Durchschneidung eines Sehnerven beim erwachsenen Tiere zeigen sich ebenfalls Unterschiede in dem mikroskopischen Verhalten der auf- und abwärts gelegenen Nervenabschnitte. Neuerdings haben Singer und Münzer[1]) mit Hülfe des Marchischen Verfahrens Untersuchungen an Sehnerven angestellt und dabei gefunden, dass alsbald nach der Durchschneidung in aufsteigender Richtung von der Durchschneidungsstelle aus die Markscheiden zerfallen, die Axencylinder schwinden und die Zerfallsproducte sich mit Marchis Reagens schwärzen. Es ist also ein degenerativer Process vorhanden und die aufsteigende Atrophie ihrem Wesen nach eine degenerative Atrophie. Im Gegensatz hierzu steht nach den genannten Autoren[2]) diejenige Atrophie, welche nicht eine Folge der eben genannten Degeneration ist: einfache Atrophie und Atrophie in Folge von Aplasie. Bezüglich der weiteren Nomenclatur schlagen die genannten Forscher vor, die Bezeichnung Degeneration nur für die echte Waller'sche Degeneration zu gebrauchen, also für die Fälle, in denen wirklich Zerfall der Markscheide noch nachweisbar ist. Für einfache Verschmälerung eines zugehörigen Nervenabschnittes z. B. des Hinterstranges nach Durchschneidung des Ischiadicus wäre der Ausdruck Atrophie zu verwenden, für Fälle, wo durch Eingriff am neugeborenen Tier die betreffenden Faserzüge vollständig schwinden, gar nicht zur Entwicklung gelangen, wäre die Bezeichnung Aplasie oder Agenesie zu gebrauchen und für Fälle, wo lange Zeit nach der primären Läsion sich der betreffende Faserzug nur noch durch Bindegewebe kennzeichnet, könnte die Benennung Sclerose dienen.

Die im Fall XXI meiner Untersuchungsreihe oberhalb der Läsion gefundenen Veränderungen, welche in vollständigem Schwund der Nervenfasern bestehen und das übrige Gewebe wenig betreffen, indem sie zu einer mässigen Verkleinerung desselben geführt haben,

[1]) Singer und Münzer, Beiträge zur Kenntnis der Sehnervenkreuzung. Wien 1888. S. 8.

[2]) Singer und Münzer, Beiträge zur Anatomie des Centralnervensystems. Wien 1890. S. 21.

wären demnach als Sclerose in Folge eines degenerativen Processes anzusehen. Der Abschluss desselben ist überhaupt der, dass nichts übrig bleibt, als ein sclerotisches Bindegewebe.[1]) Welche Veränderungen in der unterhalb gelegenen Nervenstrecke zunächst Platz greifen, dafür besitzen wir wenige Anhaltspunkte. Jedenfalls ist hier nach der Durchschneidung von degenerativen Veränderungen, wie sie oberhalb der Läsion vorkommen, nichts zu bemerken. Es tritt aber weiterhin auch eine Atrophie auf. Letztere besteht nun nach einer gewissen Zeit, wie Fall XXI zeigt, in einem teilweisen Schwund nervöser Elemente unter beträchtlicher Verkleinerung der Durchmesser der betreffenden Bündel, starker Verbreiterung ihrer Septen mit Vermehrung besonders der länglichen Kerne. Welchen Ausgang dieser Process weiterhin schliesslich nehmen muss, lässt sich vielleicht aus den Untersuchungen Marckworts[2]) ableiten. Derselbe fand bei erwachsenen Hunden nach Durchschneidung des Sehnerven in verschiedener Entfernung hinter dem Bulbus etwa am 110. Tage an Stelle des Sehnerven ein unregelmässig angeordnetes Bindegewebe. Es würde demnach in Bezug auf die nervösen Elemente derselbe Ausgang erfolgen, wie in aufsteigender Richtung. Von der Entwicklung dieser verschiedenen Processe in auf- und absteigender Richtung giebt also der Fall XXI gute Bilder und zeigt deutliche Unterschiede des Standes der Veränderungen für einen bestimmten Zeitpunkt.

---

[1]) Singer und Münzer, a. a. O. S. 20. — Während der Correctur untersuchte ich die Sehnerven eines Falles (H. 1156, Dementia senilis), in welchem vor 26 Jahren Enucleatio bulbi linkerseits stattgefunden hatte. Der linke im Umfang bedeutend reducirte Sehnerv liess, wie ich im Anschluss an den ebengenannten Befund im Fall XXI hier kurz anführen will, zumeist näher als gewöhnlich bei einander stehende und etwas verbreiterte Septen ohne Vermehrung ihrer Kerne und eine beträchtliche Verdickung ihrer Gefässe wahrnehmen. Der Septeninhalt bestand überall aus einem dichten Netz von Neurogliafasern, teilweise mit ganz vereinzelten Nervenfasern, teilweise mit einer etwas grösseren Anzahl ziemlich weit auseinander stehender derartiger Elemente, teilweise liessen sich, ähnlich wie an dem umschriebenen Gebiet im Fall XXI, in einigen Gegenden des Nerven, welche jedesmal der Ausdehnung einer Anzahl von Nervenbündeln entsprachen, absolut keine nervösen Bestandteile erkennen. Diese nervenfaserlosen Gebiete erstreckten sich vom Rand nach innen und zwischen ihren Septen war das Netz von Neurogliafasern ein ausserordentlich dichtes.

[2]) Marckwort, Experimentelle Studien über Läsionen des Nervus opticus. Arch. f. Augenheilkunde. Bd. X, S. 269.

Von Beobachtungen der Sehnervenveränderungen absteigender Richtung beim Menschen nach peripherischer Läsion will ich hier die von Siemerling[1]) mitgeteilte anführen. Es handelt sich hierbei um eine Läsion besonders des linken Tractus durch eine gummöse Affection. Hinter dem Bulbus zeigt der Sehnerv auf dem grössten Teil seines Durchschnittes einfache Atrophie, die fasciculäre Anordnung ist überall erhalten. In den am stärksten veränderten Partieen sind die Bindegewebsbalken verbreitert und bilden an den Stellen ihres Zusammentreffens förmliche Knoten, in welchen Gefässe liegen. Der Übergang vom gesunden Gewebe in die atrophische Partie ist ein ganz allmählicher. Es zeigt dieser Befund in gewissem Maasse Übereinstimmung mit dem von mir absteigend nachgewiesenen Verhalten und contrastiert besonders durch das Verhalten der Septen mit dem von mir aufsteigend ermittelten Zustande. Natürlich sind ohne genauere Kenntnis der zeitlichen Verhältnisse derartige Vergleiche verschiedener Fälle mit Vorsicht anzustellen.

Ich will hier in das Gebiet der auf- und absteigenden Veränderungen bei peripherischen Sehnervenläsionen nicht weiter eindringen. Über gewisse Verhältnisse werden erst neue Durchschneidungen von Sehnerven Aufklärung bringen, insbesondere über die Entwicklung der absteigenden Veränderungen.

Die Besprechung der secundären Veränderungen kann ich jedoch nicht abbrechen, ohne noch zwei Punkte hier zu berühren. Zunächst ist der negative Befund an dem Sehnerven der gegenüberliegenden Seite bei den mit Hemianopsie verbundenen Hirnherden im Fall XVII und XXI zu erwähnen. Beide Male war zwischen dem Eintritt der Läsion und dem Tod eine relativ kurze Zeit verflossen, etwa drei Monate. Im zweiten Fall war nach Marchi nichts Auffallendes, in beiden nach anderen Methoden ebenfalls nichts Pathologisches nachweisbar. In anderen Fällen von Läsion des Hinterhauptlappens sind Veränderungen der gekreuzten Sehnerven gefunden worden, welche auf dieselbe bezogen werden müssen.

Mit Rücksicht auf die von mir weiter oben mitgetheilten

---

[1]) Siemerling, Ein Fall von gummöser Erkrankung der Hirnbasis mit Beteiligung des Chiasma nervorum opticorum. Archiv f. Psychiatrie u. Nervenkrankheiten. Bd. XIX, S. 417.

Veränderungen absteigender Richtung bei peripherischer Läsion des Nerven im Fall XXI ist es wohl von Interesse, zu sehen, welcher Natur die bei centraler Läsion auftretenden Veränderungen sind und wie sie sich etwa zu den von mir bei peripherischer Läsion beobachteten verhalten. Da bei den centralen Läsionen die Zeitdauer meist annähernd bekannt ist, in Fall XXI aber nicht, so lässt sich nach dieser Richtung der Vergleich nicht gut ausführen. Über die nach centralen Läsionen auftretenden Veränderungen ist im Allgemeinen zu sagen, dass sie erst nach längerer Zeit auftreten, und meine negativen Befunde im Fall XVII und XXI beweisen dies ebenfalls. Ohne hier weiter auf die zeitlichen Verhältnisse einzugehen, will ich nur den anatomischen Charakter der nach längerem Bestehen der Hirnläsion von Anderen beobachteten Veränderungen hervorheben. Ich finde dabei im Allgemeinen eine gewisse Übereinstimmung mit den oben von mir mitgeteilten Befunden absteigender Richtung bei peripherischer Läsion.

In dem von Schmidt-Rimpler[1]) mitgeteilten Fall zeigten sich nach fünfjährigem Bestehen der Hirnläsion in dem Sehnerven bei Weigert'scher Färbung atrophische Bündel von hellerem Aussehen, indem mehr oder weniger sparsam eingestreute dunkele Ringe darin vorhanden waren, und in der Grösse erschienen die Bündel erheblich verringert. Das bräunlichgelb gefärbte, zwischen den Nervenbündeln befindliche Bindegewebsgerüst zeigte an den atrophischen Partieen ein engeres Maschennetz, ohne dass eine Verbreiterung der Septen daselbst vorhanden war. In grösserer Anzahl traten die Kerne in der atrophischen Partie hervor; jedoch ist dies nach genanntem Autor durch Aneinanderrücken der Kerne bei Schwund der Nervensubstanz bedingt. Während hier also nirgends ein vollständiger Schwund der Nervenfasern vorhanden ist und nach der beigefügten Abbildung die betroffenen Bündel nicht so sehr in ihrer Grösse von den normalen sich unterscheiden, scheinen die bindegewebigen Septen nicht wesentlich verändert zu sein. Deutlicher tritt eine Veränderung derselben hervor in Beob-

---

[1]) Schmidt-Rimpler, Fall von corticaler Hemianopsie mit secundärer Opticusatrophie. Arch. f. Augenheilkunde. Bd. XIX, S. 301.

achtungen v. Monakows,[1]) wobei allerdings zum Teil diesbezügliche Untersuchungen nur am Tractus gemacht wurden. Bei Hund O 8 erschien zwei Jahre nach Exstirpation der Sehsphäre der betreffende Tractus auf allen Schnitten auffallend schmal; auch zeigte er überall eine ziemlich ausgesprochene Verbreiterung der bindegewebigen Septen, sowie Kernanhäufung, weshalb sich seine Tinction mit Carmin durchweg etwas dunkel gestaltete; die Nervenfasern waren aber in der grössten Mehrzahl normal. Ganz ähnliche Verhältnisse fanden sich im Chiasma und in den Sehnerven. Weitaus die meisten Fasern in den letzteren waren normal. Die Septen waren aber recht derb und die Scheide der Sehnerven wesentlich verdickt.

In dem von demselben Autor[2]) mitgeteilten Fall I, einen sechs Jahre alten Hirnherd betreffend, heisst es bezüglich der weiteren Veränderungen, dass der rechte Tractus degeneriert war, und zwar in der Weise, dass das centrale Feld fast aus lauter marklosen degenerierten Axencylindern bestand, während die Peripherie eine Zone mit ziemlich normalen Fasern darbot. Sowohl im centralen, als im peripherischen Felde fand sich lebhafte Kernwucherung. Die Gefässe waren nicht wesentlich verändert. Der rechte Sehnerv erschien schmäler als der linke. In dem Fall II,[3]) welcher eine länger bestehende Störung des Hinterhauptlappens bei Hydrocephalie betraf, zeigte der betreffende Tractus sich verschmälert und enthielt degenerierte Fasern. Die Septen waren verdickt und die Gefässe auffallend zahlreich. Auch fanden sich hier viele Gliakerne und einzelne kleine Spinnenzellen.

In dem von Moeli[4]) mitgeteilten Fall III zeigte zwei Jahre nach Erweichung der Hinterhauptlappen der Teil des Tractus, welcher seiner Lage nach zu den lateralen Teilen des Corpus geniculatum in Beziehung stand, eine grosse Anzahl körnig oder

[1]) v. Monakow, Experimentelle und pathologisch-anatomische Untersuchungen über die optischen Centren und Bahnen. Archiv für Psychiatrie u. Nervenkrankheiten. Bd. XX, S. 736.

[2]) v. Monakow, Experimentelle und pathologisch-anatomische Untersuchungen über die optischen Centren und Bahnen. Archiv für Psychiatrie und Nervenkrankheiten. Bd. XXIII, S. 623.

[3]) A. a. O. S. 639.

[4]) Moeli, Veränderungen des Tractus und Nervus opticus bei Erkrankungen des Occipitalhirns. Separatabdruck aus dem Archiv für Psychiatrie u. Nervenkrankheiten. Bd. XXII, S. 36.

bröcklich zerfallener Nervenfasern. Die Zahl der Kerne war anscheinend vermehrt. Querschnitte der Sehnerven zeigten eine beiderseits ziemlich gleiche, aber schwache Degeneration. Rechterseits lag dieselbe mit deutlicher Bindegewebszunahme annähernd, aber nicht völlig in der Mitte des Querschnittes.

Man sieht also nach langem Bestehen centraler Läsionen absteigende Veränderungen an den peripherischen Nerven, welche im Wesentlichen den von mir bei peripherischer Läsion des Nerven im Fall XXI links gefundenen ähnlich sind.

Der zweite Punkt, welchen ich hier noch besprechen möchte, ist das eigentümliche Verhalten der Sehnerven zu den im Fall XIX vorgefundenen Drusen im Sehnervenkopf beiderseits. Es zeigten sich hier an den Serienschnitten noch unterhalb des Eintrittes der Centralgefässe kleine schmale, zum Teil eigentümlich geformte und makroskopisch angedeutete atrophische Zonen. Die Nervenfasern waren in den daselbst befindlichen Bündeln mehr oder weniger geschwunden; jedoch nur in einzelnen war der Schwund ein vollständiger. Die Septen boten daselbst weiter nichts Besonderes. Auf Horizontalschnitten durch die Papillen und das unterste Ende des Sehnerven konnte man an den betreffenden Stellen dasselbe Verhalten nachweisen, und zugleich liess sich constatieren, dass diese atrophischen Bezirke nach Lage und Ausdehnung anscheinend grösseren Anhäufungen von Drusen vor der Lamina cribrosa entsprachen. Letztere Gebilde hatten die Nervenfasern auseinander gedrängt, und es schienen daselbst in ihrer Umgebung die Kerne etwas vermehrt zu sein. Nach der Netzhaut hin liessen sich derartige umschriebene, stärker veränderte Gebiete nicht erkennen. Gegenüber den in diesem Fall gefundenen secundären Veränderungen abwärts bis in die Netzhaut bei weiter oben durch Arteriosclerose bedingter primärer Schädigung der Nerven muss, da dieselben in der Nähe der oberen Läsion und weiterhin nur einen geringen Grad aufweisen, der starke Schwund von Nervenfasern in den kleinen Zonen hinter der Papille auffallen und den Gedanken nahe legen, dass für diese schwereren Veränderungen ein anderes Moment heranzuziehen ist. Nun correspondiert die Lage der kleinen atrophischen Zonen annähernd mit den grössten

Drusenanhäufungen, und es dürfte demnach die Annahme gerechtfertigt sein, dass die letzteren wohl durch eine mechanisch schädigende Wirkung auf die benachbarten Nervenfasern die Ursache für die eng umschriebenen stärkeren Atrophieen abgeben.

Einen ähnlichen Befund von partiellem Nervenfaserschwund hinter der Lamina cribrosa im peripherischen Teil des Nerven hat neuerdings Hirschberg[1]) in einem Fall von Drusen des Sehnervenkopfes beschrieben. Nach dem genannten Autor passen sich die betreffenden Nervenfasern den Drusen bis zu einem gewissen Grade langsam an, können aber weiterhin, sobald sie stärker betroffen werden, der Degeneration anheimfallen, und es tritt alsdann auch eine Reduction der Ganglienzellen und der Nervenfaserschicht der Netzhaut auf. Gurwitsch[2]) fand weiter in einem Fall von Drusen, dass, während dieselben die Papille auseinander drängten und die Lamina cribrosa nach hinten verschoben, das Sehnervengewebe gelockert und mässig mit Rundzellen infiltriert war, während nur geringe Bindegewebsentwicklung vorlag. In der Peripherie zeigten sich begrenzte Partieen, die reichlich infiltriert waren und stärkere Bindegewebswucherung darboten.

---

3. Über den Zusammenhang der klinischen Erscheinungen mit den pathologisch-anatomischen Befunden.

Indem ich hier versuche, das klinisch-ophthalmoskopische Verhalten bei durch Arteriosclerose der benachbarten Gefässe bedingter Sehnervenveränderung festzustellen, soweit dies überhaupt nach den in der II Gruppe erhobenen Befunden möglich ist, werde ich unter Ausscheidung der Fälle, welche wegen fehlender Untersuchung nicht in Betracht kommen, wie Fall IX, XII, XIII, XVIII und XX, die übrigen Fälle in zwei Gruppen zusammenfassen.

---

[1]) Hirschberg und Cirincione, Über Drusen im Sehnervenkopf. Centralblatt für praktische Augenheilkunde. Bd. XV, S. 166.

[2]) Gurwitsch, Über hyaline Bildungen im Sehnervenkopf und in der Netzhaut bei Morbus Brightii. Centralblatt für praktische Augenheilkunde. Bd. XV, S. 225.

In der ersten Gruppe will ich die Fälle betrachten, welche ophthalmoskopisch normale Verhältnisse erkennen lassen, wie Fall VII, X, XIV, XV, XVI, XVII links und XXI rechts. In fast allen diesen Fällen handelt es sich pathologisch-anatomisch um einen geringen Grad von Abplattung, welche stets nur die centralen Bündel oder einen Teil derselben betrifft. Es ist hierbei gleichzeitig hervorzuheben, dass in den nach Marchi behandelten Fällen XIV und XV an den centralen, leicht abgeplatteten Bündeln sich dieselben normalen Verhältnisse zeigen, wie an den runden. Auch bei Pal und anderen Methoden lassen sich deutliche Unterschiede zwischen den länglich verzogenen centralen und sonstigen runden Bündeln nicht constatieren; nur im Fall X links ist an den schon etwas deutlicher abgeplatteten Bündeln gegenüber den weniger stark beteiligten Bündeln der anderen Seite festzustellen, dass sie etwas faserärmer sind und dementsprechend bei Pal eine lichtere Färbung angenommen haben. Im Fall XVII links sind die centralen Bündel und auch die nach dem oberen Rand hin liegenden länglich verzogen und an einzelnen wenigen dieser Bündel atrophische Erscheinungen vorhanden. Functionell ist bei grober Prüfung die Sehschärfe nicht wesentlich herabgesetzt, der Farbensinn erhalten, während sich über das Gesichtsfeld nichts Näheres ermitteln lässt. Dieser Gruppe möchte ich noch den Fall VIII anreihen, welcher rechts nur leichte centrale Abplattung erkennen lässt und bulbärwärts an den nervösen Elementen nichts Pathologisches zeigt, während der Augenspiegelbefund durch die Nephritis chronica bedingte retinitische Veränderungen aufweist, die übrigens auch auf der anderen Seite, deren Sehnerv nichts Besonderes bietet, in gleicher Weise vorhanden sind.

In eine zweite Gruppe fasse ich die übrigen Fälle zusammen, welche einen pathologischen Augenspiegelbefund zeigen. Für die Zwecke dieser Betrachtung müssen jedoch hier die Fälle ausgeschieden werden, bei welchen pathologisch-anatomische Befunde aus der Gegend des Foramens zwar vorhanden sind, aber eine weitere Untersuchung in absteigender Richtung fehlt. Diese sind die Fälle XI und XVII rechts. In dem ersteren handelt es sich um einen Paralytiker. Die Papillen sind etwas grau. Links sind die centralen Bündel abgeplattet, und ausserdem besteht oben aussen eine Randatrophie; rechts ist eine Abplattung der centralen und direct nach dem oberen und unteren Rand hin gelegenen Bündel vorhanden. Dieser Fall ist zugleich auch der einzige der zweiten Gruppe, welcher eine derartige Atrophie an nicht abgeplatteten Bündeln, ja entfernt von dem gewöhnlichen Orte derselben wohl in Folge der Paralyse darbietet. Mit Rücksicht auf diesen Umstand allein kann der Augenspiegelbefund für die vorliegende Frage wohl nicht gut verwertet werden, abgesehen davon, dass eine Untersuchung in absteigender Richtung fehlt. Im Fall XVII kommt nur die rechte Seite in Betracht. Hier ist die Papille blasser, als normal. Mikroskopisch fehlen die Untersuchungen bis in die Gegend hinter dem Foramen. Hier sind die centralen Bündel länglich verzogen, ohne sonstige pathologische Befunde darzubieten (Pal und Lithioncarmin). Letzteres hebe ich noch hervor mit Rücksicht auf den wahrscheinlich noch nicht lange bestehenden linksseitigen Erweichungsherd und die entsprechend beobachtete Hemianopsie.

Von den beiden übrigen Fällen ist der erste, Fall XIX, da hier eine Complication mit Drusen im Sehnervenkopf vorliegt, für die vorliegende Frage auch nicht zu verwerten; indess erfordert derselbe aus verschiedenen Gründen doch noch eine kurze Erörterung, einmal mit Rücksicht auf die Drusen, dann mit Rücksicht auf die gleichzeitig rechterseits vorhandene Cataractbildung. Leider fehlt in diesem Falle die functionelle Prüfung. Ophthalmoskopisch besteht rechts Cataracta senilis incipiens, während die Papillengrenzen verschwommen sind, besonders nach aussen unten, und die Arterien verdünnt erscheinen. Links sind die Grenzen der Papille verwaschen. Nach innen im Bereich des Sehnerven sieht man rundliche weisse Figuren, von denen eine nasalwärts einen dunklen Saum hat. Der ophthalmoskopische Befund rundlicher weisser Figuren dürfte mit den im Sehnervenkopf vorhandenen Drusen in Zusammenhang zu bringen sein. Dass rechts ähnliche Figuren mit dem Augenspiegel nicht zu erkennen sind trotz Vorhandenseins von Drusen im Sehnervenkopf, dürfte wohl durch die nachgewiesene Cataract bedingt sein. Ähnliche Augenspiegelbefunde sind bereits wiederholt erhoben worden und in der die Drusen des Sehnervenkopfes betreffenden Litteratur niedergelegt. Ich verweise hier auf die neueste Arbeit von Hirschberg[1]) über diesen Gegenstand, sowie auf die späteren Mitteilungen von Gurwitsch[2]) und Purtscher.[3]) Bezüglich der in meinem Fall beobachteten Cataractbildung auf der rechten Seite muss ich dann hier noch erwähnen, dass auf Grund von experimentellen Untersuchungen über Carotiscompression und Befunden bei Carotisatherom von Michel[4]) ein Zusammenhang zwischen sclerotischer Veränderung der Carotis und Entstehung von Linsentrübung angenommen wird. Wie Knies[5]) indess hervorhebt, bestätigen seine und Anderer Untersuchungen nicht ganz den von Michel angenommenen Zusammenhang. Ähnlich verhält es sich mit den von mir erhobenen Befunden, indem unter 14 in dieser Arbeit mitgeteilten und darauf untersuchten Fällen von Atherom der Carotis ausser beiderseitiger Cataracta nuclearis incipiens (Fall V) nur 1 Mal beiderseits Cataracta senilis incipiens zu finden ist (Fall I) und 1 Mal einseitig in dem eben hier zu besprechenden Falle. Dass in letzterem die Gefässerkrankung auf der Seite der Linsentrübung im Allgemeinen eine stärkere ist als auf der anderen Seite, wird man nicht gut behaupten können, da rechts zwar eine etwas stärkere Erweiterung und Verhärtung der Carotis neben geringer Erkrankung der Ophthalmica besteht, links die Beteiligung der Ophthalmica eine bedeutendere ist neben weniger auffallender Veränderung der Carotis.

Einfach liegen die Verhältnisse im letzten Fall XXI. Die Angaben bei der functionellen Prüfung der Augen sind allerdings unsicher; doch scheint das Gesichtsfeld für Weiss im September 1891 nicht eingeschränkt gewesen zu sein. Speciellere Prüfungen

---

[1]) a. a. O.

[2]) a. a. O.

[3]) Purtscher, Drusenbildung im Sehnervenkopf. Centralblatt für praktische Augenheilkunde. Bd. XV, S. 292.

[4]) Michel, Das Verhalten des Auges bei Störungen im Circulationsgebiete der Carotis. Beiträge zur Ophthalmologie. Festschrift zu Ehren Prof. Horner's. Wiesbaden 1881.

[5]) Knies, Die Beziehungen des Sehorgans und seiner Erkrankungen zu den übrigen Krankheiten des Körpers und seiner Organe. Wiesbaden 1893. S. 304.

auf Scotone u. s. w. sind nicht möglich gewesen. Ophthalmoskopisch ist die temporale Papillenhälfte links etwas grau. Nach einer im Januar 1893 eingetretenen rechtsseitigen Lähmung schien es, als ob die von rechts kommenden Gegenstände mit dem rechten Auge erst spät wahrgenommen würden. Entsprechend dem gewöhnlichen Verhalten der rechten Papille zeigt sich der zugehörige Sehnerv in der Gegend des Foramens weiss und rund und bietet mikroskopisch auch bei Marchi nichts Pathologisches an seinen nervösen Elementen dar, im Speciellen nirgends Veränderungen, welche auf den gekreuzten, wohl vier Monate vor dem Tod entstandenen und die Hemianopsie bedingenden Herd der hinteren inneren Kapsel bezogen werden können. Auf der linken Seite, woselbst ophthalmoskopisch die temporale Papillenhälfte grau aussieht, ist hinter dem Foramen eine schwere Läsion des Sehnerven durch die stark veränderte Carotis und Ophthalmica bedingt, indem die Bündel des mittleren Nervenabschnittes vom oberen bis zum unteren Rand hin abgeplattet und ihre Nervenfasern geschwunden sind, und von dieser Stelle aus lassen sich in den entsprechenden Gebieten des Nerven und der Papille besonders nach oben und aussen atrophische Veränderungen nachweisen. Es correspondiert annähernd die Gegend der ophthalmoskopischen Veränderungen mit dem Bezirk der nachgewiesenen absteigenden Veränderungen.

Im Allgemeinen lässt sich demnach in Bezug auf die ophthalmoskopische Untersuchung unter Berücksichtigung des Vorkommens absteigender Veränderungen aus den Fällen, welche als einigermassen brauchbar für die vorliegende Frage anzuerkennen sind, bei durch Arteriosclerose bedingten Veränderungen des Sehnerven etwa Folgendes sagen. Der ophthalmoskopische Befund ist ein negativer bei Formveränderungen des Sehnerven mit geringer Abplattung centraler Bündel. Absteigende Veränderungen im Nerven fehlen dabei ebenfalls. Derselbe negative Augenspiegelbefund kann vorkommen, wenn auch die abgeplatteten centralen Bündel leichtere atrophische Erscheinungen darbieten. Der Augenspiegelbefund ist ein positiver und besteht in einer grauen Verfärbung der temporalen Papillenhälfte in dem einen Fall von schwerer Läsion des Sehnerven, welche in vollständiger Atrophie des mittleren über den Gefässen gelegenen Nervenabschnittes besteht und weitere deutliche absteigende Veränderungen in dem entsprechendem Teile bis zur Netzhaut im Gefolge hat.

Leider sind nur wenige Fälle für die vorliegende Frage zu gebrauchen, insbesondere sind geeignete Fälle von Abplattungen zweiten und dritten Grades nur ganz spärlich vorhanden, und die functionellen Störungen lassen sich, zumal sie nur in den seltensten Fällen und auch da nicht sicher zu ermitteln sind, überhaupt nicht gut in den Kreis dieser Betrachtung hereinziehen.

Für weitere klinische und ophthalmoskopische Studien über das Verhalten des Sehorgans bei Arteriosclerose der benachbarten Gefässe des Sehnerven und auch in differential-diagnostischer Beziehung scheint mir indess als ein Ergebnis dieser Untersuchungen die Thatsache eine besondere Beachtung zu verdienen, dass gewöhnlich zuerst centrale Teile des Nerven (also mehr oder weniger maculo-papilläre Fasern) durch die Compression seitens der Gefässe benachteiligt werden und einen Schwund ihrer nervösen Elemente erleiden, späterhin bei stärkeren Graden der Compression auch die von ihnen nach dem oberen und unteren Rand hin liegenden Bündel gleichen Veränderungen und schliesslich vollkommener Atrophie anheimfallen. Entsprechend dieser fast typischen Ausbreitung der Erkrankung der Nervensubstanz lassen sich ganz wohl Schlüsse ziehen auf die Art functioneller Störungen in ihrem Beginn und in ihrer Weiterentwicklung, worauf ich hier jedoch nicht näher eingehen will, da meine Beobachtungen nach dieser Richtung bei dem Fehlen einer exacten functionellen Prüfung keine Anhaltspunkte bieten.

Von den Fällen anderer Autoren kommt auch mangels diesbezüglicher Untersuchungen nur einer in Betracht und dieser zeigt ebenfalls keine reinen Verhältnisse. Es ist dies der erste Fall Michels. Ophthalmoskopisch besteht Stauungspapille; das Gesichtsfeld hat aber eigentümliche Einschränkungen, gegenüber den sonst bei gewöhnlicher Stauungspapille vorkommenden. Die Sehnerven enthalten Fettkörnchenzellen, und als Ursache für die beobachteten Erscheinungen ist ein Aneurysma cirsoideum der Carotis anzusehen, welches auf die Nerven drückte. Es ist hier wohl, abgesehen von der Wirkung der Stauung, eine directe Läsion von Nervenelementen in Folge der Gefässerkrankung anzunehmen. Durch das Auftreten von Stauungspapille unterscheidet sich dieser Fall übrigens wesentlich von den meinigen. Bernheimer kommt, ohne dass in seinen Fällen ophthalmoskopische Befunde erhoben sind, auf Grund der in seinem dritten Fall sich peripheriewärts fortsetzenden Atrophie der Nervenfasern zu der Annahme, dass die Compression des Sehnerven durch die atheromatös veränderten Nachbargefässe die Ursache gewisser einfacher chronisch verlaufender Sehnervenatrophieen bei alten Leuten ist.

Schlussfolgerungen.

Bezüglich der Sehnervenveränderungen bei Arteriosclerose der benachbarten Gefässe (Carotis und Ophthalmica) lassen sich auf Grund der 15 in der II Gruppe mitgeteilten Fälle unter Berücksichtigung angeborener Sehnervenanomalieen folgende Sätze aufstellen:

1. Die durch Arteriosclerose bedingten Veränderungen der benachbarten Gefässe üben bei einem gewissen Grade ihrer Entwicklung in mechanischer Weise auf den Nerven durch den Druck eine Wirkung aus. Entzündliche auf die Arteriosclerose etwa zu beziehende Processe sind, wie auch in den Fällen der I Gruppe, in welcher übrigens entsprechend dem geringen Grade der Gefässerkrankung noch keine erhebliche mechanische Wirkung zu constatieren war, in sämtlichen Fällen der II Gruppe an dem betreffenden Sehnervenabschnitte nicht vorhanden. Ob überhaupt auch auf diesem Wege seitens des erkrankten Gefässes eine Beeinflussung des Nerven möglich ist, lässt sich bei der beschränkten Zahl von untersuchten Fällen vorläufig nicht geradezu verneinen.

2. Die mechanische Einwirkung der erweiterten und verhärteten Gefässe auf den Nerven ruft bei der eigentümlichen Lage des in Betracht kommenden Nervenabschnittes zu den härteren Nachbargebilden (Gegend des Foramen opticum), welche eine Verschiebung des Gesamtnerven entsprechend der grösseren Ausdehnung des Gefässes nicht gestatten, notwendig Formveränderungen des Nerven hervor. Dieselben treten je nach der Grösse der in Betracht kommenden Gefässe als Einbuchtungen und Gesamt-

abplattungen oder als kleine Kerben und partielle Abplattungen auf. Erstere entsprechen mehr der Carotis, letztere mehr der Ophthalmica und dehnen sich gewöhnlich dem Gefäss entsprechend der Länge des Nerven nach eine kurze Strecke weit aus. Über dem Ursprung der Augenarterie aus der Carotis können auch combinierte Formveränderungen vorkommen. Mikroskopisch bedingt die mechanische Wirkung der Gefässe auch nur Formveränderungen und zwar an bestimmten Nervenbündeln und den entsprechenden Septen. Die Bündel verlieren ihre rundliche Gestalt, erscheinen in die Länge gezogen oder platt gedrückt, während die dazwischenliegenden Septen sich entsprechend verschmälern. Es giebt auch angeborene Formanomalieen der Sehnerven, welche makroskopisch grosse Ähnlichkeit mit den bei Erkrankung der benachbarten Gefässe auftretenden besitzen und bei welchen auch mikroskopisch ausser anderen solche Formabweichungen von Bündeln, welche mit den eben beschriebenen eine gewisse Ähnlichkeit haben, vorkommen.

3. Charakteristisch für die Compressionswirkung seitens der erkrankten Gefässe ist weniger die eigentümliche Form des Gesamtnerven oder einzelner Nervenbündel, welche ja auch als angeborene Erscheinung vorhanden sein kann, als vielmehr die Formveränderung einer nach ihrer Lage, Richtung und Ausdehnung im Nerven und zu dem Gefässe bestimmten Gruppe von Bündeln, worin gerade ein grosser Unterschied gegenüber den angeborenen Formanomalieen hervortritt. Die Formveränderung resp. Abplattung betrifft regelmässig aus noch nicht ganz aufgeklärten Gründen zunächst nur centrale und vertical über den Kerben resp. über den Gefässen gelegene Bündel, weiterhin auch die seitlich davon liegenden Centralbündel und zwar in der Weise, dass die Gesamtrichtung dieser centralen abgeplatteten Bündel über den resp. um die erkrankten Gefässe und die dadurch bedingten Einbuchtungen und Kerben im Allgemeinen einen nach unten concaven Bogen darstellt, welcher je nach dem Grade der Einbuchtung oder Kerbung und dementsprechend der Gefässerkrankung mehr oder weniger stark gekrümmt und ausgedehnt ist. Weiter treten auch Abplattungen an den oberen und unteren Randbündeln in der genannten Ver-

ticalen auf. Die übrigen Bündel des Nerven behalten ihre runde Form, soweit sie nicht in den eben genannten Regionen liegen. Im Gegensatz zu diesem in allen Fällen der II Gruppe mehr oder weniger deutlich ausgesprochenen Verhalten bestimmter Nervenbündel zeigen die untersuchten angeborenen Formanomalieen zum Teil gar keine Regelmässigkeit in der Lagerung der platteren Bündel, zum Teil lassen sie allerdings einen bestimmten Typus in der Anordnung erkennen. Die hierbei gefundene Radiärstellung der Septen und länglichen Bündel unterscheidet sich aber wesentlich von der bei der Arteriosclerose gefundenen Lagerung derselben.

4. Die mechanische Wirkung seitens der erkrankten Gefässe bedingt je nach ihrer Intensität verschieden starke Formveränderungen der Bündel und beeinflusst mit zunehmender Stärke auch die nervösen Elemente derselben. Bei leichten Graden der Formveränderung kommt letzteres noch nicht zum Ausdruck. Bei etwas stärkeren Graden tritt Schwund einzelner Nervenfasern auf, und bei den stärksten Graden der Abplattung ist der Septeninhalt total abgeplattet, während die nervösen Elemente mehr oder weniger vollständig zu Grunde gegangen sind. Auch die atrophischen Veränderungen treten im Nerven annähernd in derselben Weise nacheinander auf, wie die einfache Abplattung, und das Endresultat der comprimierenden Wirkung seitens der erkrankten Gefässe ist schliesslich die totale Abplattung und Atrophie sämtlicher vertikal über dem betreffenden Gefäss in einer mittleren Zone bis an den oberen Rand des Nerven gelegenen Bündel, während die seitlich davon befindlichen Bündel in einem bestimmten Bogen nur mehr oder weniger abgeplattet sind, und die übrigen auch hierbei noch ihre runde Form bewahrt haben.

5. Das Verhalten der auf- und abwärts von der Stelle der Druckwirkung im Nerven gelegenen Abschnitte ist je nach der Stärke der Läsion ein verschiedenes. Es giebt leichte Grade der Bündelabplattung ohne atrophische Erscheinungen, bei welchen auch sonst im Verlauf des Nerven keine Veränderungen der nervösen Elemente zu constatieren sind. Bei ausgesprochener, durch Compression bedingter Atrophie eines mittleren Nervenabschnittes sind in einem Fall in der auf- und absteigenden Richtung deutliche

atrophische Veränderungen der nervösen Elemente bis in die äussere obere Papillengegend u. s. w. nachgewiesen worden, und gleichzeitig ergiebt sich dabei in demselben Fall ein bestimmter Unterschied zwischen den auf- und absteigenden Veränderungen an demselben Nerven. Erstere bestehen an dem am stärksten veränderten umschriebenen Gebiet des eben angeführten Falles XXI aus einem vollständigen Wegfall der nervösen Elemente des betreffenden Sehnervenabschnittes (siehe indess auch Anm. [1]) S. 107) und einer dementsprechend geringen Verkleinerung des Septenumfanges, letztere an dem am stärksten veränderten, jedoch viel kleineren Gebiete aus einem nur teilweisen Schwund der nervösen Elemente in den einzelnen Bündeln unter deutlichem Hervortreten einer Septenverbreiterung mit Kernvermehrung und dementsprechend bedeutender Verkleinerung der betroffenen Bündel.

6. Eine ophthalmoskopische Veränderung ist bei leichteren Graden der Compression nicht nachweisbar. Bei ausgesprochener Atrophie in einem mittleren über dem erkrankten Gefäss liegenden Nervenabschnitt und absteigenden Veränderungen der betreffenden nervösen Elemente ist mit dem Augenspiegel eine entsprechende Veränderung des nach aussen und etwas nach oben gelegenen Papillenabschnittes nachgewiesen. Dagegen ist es nach der Natur des Materials nicht möglich gewesen, das functionelle Verhalten der verschiedenen Fälle, insbesondere mit Rücksicht auf die eigentümlichen Verhältnisse, welche bezüglich des ersten Auftretens der Druckwirkung im Nerven und ihre weitere Ausdehnung über einen bestimmten Nervenabschnitt festgestellt worden sind, genauer zu ermitteln und nach dieser Richtung brauchbare Resultate zu gewinnen.

Über das Vorkommen Fuchs'scher peripherischer Atrophie des Sehnerven.

Nach Fuchs kommt im Sehnerven eine Atrophie gewisser Nervenbündel als Regel vor. Die Nervenbündel, welche von dieser als physiologisch zu bezeichnenden Atrophie befallen werden, liegen unmittelbar unter der Pialscheide an der Oberfläche des Sehnerven und um die Centralgefässe herum. Das Vorkommen dieser Atrophie ist mit dem Vorhandensein sogen. peripherischer Septen verknüpft. Dieselben befinden sich hauptsächlich im vordersten Abschnitt des Sehnerven und bilden nahe der Oberfläche eine einfache Reihe, welche der Pialscheide parallel oder, besser gesagt, concentrisch ist und zwar in einer Distanz von 0,03 bis 0,06 mm. Weiter nach hinten werden die peripherischen Septen immer seltener, während die Querschnitte grosser Nervenbündel, welche ohne Unterbrechung bis an die Pialscheide heranreichen, immer häufiger auftreten und endlich ausschliesslich vorhanden sind. Im hintersten, dem intracanalen und intracraniellen Teile des Sehnerven treten von neuem einzelne peripherisch gelegene Septen auf, jedoch weder in so ausgebreiteter, noch in so typischer Weise. Die zwischen diesen peripherischen Septen und der Pialscheide eingeschlossenen Nervenbündel sind die eingangs erwähnten atrophischen Bündel, und die Erscheinung wird als „periphere Atrophie des Sehnerven" von Fuchs, richtiger indess als „peripherische Atrophie des Sehnerven" bezeichnet. Die Bündel, welche nur ein leeres Netzwerk feiner Fasern enthalten, indem die eigentlichen Nervenfasern verschwunden sind, haben eine abgeplattete convex-concave Form. Ihr Aussehen auf Querschnitten ist sehr verschieden, je nachdem Stellen getroffen sind, woselbst sie mit nach innen liegenden Bündeln zusammenhängen oder nicht. Im ersten Falle sind sie ähnlich dem abgeschnürten Teile eines grösseren Bündels. An anderen Stellen ist das peripherische Septum auf einen schmalen gefässführenden Balken reduciert. Zwischen diesem und der Pialscheide findet man dann atrophisches Gewebe, welches zu beiden Seiten in den gesunden Teil des grossen Nervenbündels übergeht. Hier kann von einem besonderen peripherischen Bündel also noch wenig die Rede sein. An anderen Stellen hingegen erlangen umgekehrt diese atrophischen Bündel eine mehr selbständige Existenz. An den Bündeln, welche den centralen Bindegewebsstrang umgeben, sind ähnliche, jedoch in weniger hohem Grad ausgeprägte Erscheinungen vorhanden. Weiter konnte an einigen wenigen Sehnerven von Fuchs constatiert werden, dass auch im Innern desselben derartige Veränderungen vorkommen, und zwar fand er u. a., dass die äussersten Schichten der grösseren primären Bündel in der gleichen Weise atrophiert waren. Weiter constatierte Fuchs bei Neugeborenen ebenfalls peripherische Septen; die peripherischen Bündel, welche noch nicht so platt sind, wie später, zeigten den Beginn der Atrophie. Danach nahm Fuchs an, dass die Entwickelung der peripherischen Septen und zugleich auch der peripherischen Bündel nicht erst eine Folge der Atrophie wäre. Als Ursache der Atrophie sah er vielmehr mechanisch (Compression) oder chemisch (Imbitition) schädigende Wirkungen der Lymphe an. Von Bedeutung hierfür schien ihm die Anordnung der Lymphräume, welche überall zwischen der Oberfläche der Nervenbündel und den Septen liegen und besonders ausgedehnt und zusammenhängend zwischen der Pialscheide und der Oberfläche des Sehnervenstammes sowie um die centralen Gefässe sind. Die an letztgenannten Stellen gelegenen grösseren Bündel sind demnach an und für sich mit einer grösseren Menge Lymphe in Contact. Wird von denselben überdies noch durch ein nahegelegenes Septum ein ganz schmales Bündel abgespalten, so ist dieses letztere ganz besonders reichlich von Lymphe umspült. Da der Abfluss der Lymphe aus den subpialen Lymphräumen nach denen des Gehirns hin stattfindet, können von letzterer Stelle aus Störungen desselben, u. a. Lymphstauungen, bedingt werden und die Entwicklung peripherischer Atrophie begünstigen. Andererseits können vielleicht auch pathologische Vorgänge im Bulbus oder am untersten Abschnitt des Sehnerven zu vermehrter Lymphströmung Anlass geben. Die Entwicklung der Atrophie bei den verschiedenen Individuen fand Fuchs bis zu den dreissiger Jahren langsamer, später verschieden rasch vor sich gehend.

Nach diesem allgemeinen Überblick über die Erscheinungen der Fuchs'schen Atrophie will ich einige Bemerkungen über das mikroskopische Verhalten und Vorkommen derselben in meinen sämtlichen Fällen folgen lassen. Die Zusammenstellung bezieht sich hauptsächlich auf den intracanalen resp. intracraniellen Nervenabschnitt. In den Fällen, wo der orbitale Nerv auch untersucht wurde, zeigt das Vorkommen der peripherischen Atrophie und das mikroskopische Verhalten keine Besonderheiten. In den übrigen Abschnitten ist dasselbe histologische Verhalten, wie in dem letztgenannten; jedoch erscheint Vorkommen und Ausdehnung des Processes in manchen Fällen sehr eigentümlich.

Mikroskopisch zeigt sich an den betreffenden Stellen ein feines Netzwerk von Neurogliafasern mit einzelnen Kernen, während Nervenfasern vollständig oder zum grossen Teil fehlen. Bei der Pal'schen Färbung bleiben die betreffenden Bezirke hell, während mit Eosin eine starke Rotfärbung des Fasernetzes hervortritt. Diese Veränderungen sind nun entweder spärlich vorhanden in der Peripherie des Nerven an kleinen, durch peripherische Septen nach innen abgegrenzten Bündeln oder in der Randzone grösserer daselbst gelegener Bündel. Ähnliche Veränderungen der Randzone können aber auch in den zunächst nach innen vom Nervenrand liegenden Schichten von Nervenbündeln oder schliesslich auch in den centralen Bündeln vorkommen, sodass manchmal nur wenige Bündel des Nerven ganz davon verschont sind. Da die so veränderte Randzone der Bündel in ihren Färbungsverhältnissen Ähnlichkeit mit den bindegewebigen Septen hat, so erscheinen die letzteren, wenn man nicht genau untersucht, etwas verbreitert. Bei aufmerksamer Betrachtung unterscheiden sich aber die Bindegewebszüge von dem Neuroglianetz deutlich. (Auf den Abbildungen sind die erwähnten Verhältnisse schwierig zu sehen; am besten erkennt man einzelne platte peripherische atrophische Bündel durch eine matte Farbe am untern Rand des rechten Sehnervenabschnittes auf Fig. 6.)

Indem ich das weitere Vorkommen der in Rede stehenden Atrophie noch näher besprechen will, weise ich zunächst auf die beobachtete Anhäufung von peripherischen atrophischen Bündeln an einzelnen Stellen der Nervenoberfläche, verbunden mit kleinen Einkerbungen derselben, hin, wobei es unentschieden bleibt, ob letztere mit der Atrophie in Zusammenhang stehen oder anderweitige angeborene Zufälligkeiten sind. Fall XXI (rechts) und XXIII sind Beispiele für ein derartiges Vorkommen der Atrophie. Sodann ergiebt bezüglich des Alters der einzelnen Individuen und der Ausdehnung der Atrophie über den Querschnitt des intracraniellen Sehnervenabschnittes eine Zusammenstellung sämtlicher Fälle mit Ausnahme von Fall III, bei welchem mir das Verhalten in Bezug auf Fuchs'sche Atrophie nicht bekannt wurde, nachstehendes Resultat. In 11 Fällen im Alter von 27 bis 79 Jahren besteht Fuchs'sche Atrophie nur in der Peripherie dieses Abschnittes. In 9 Fällen im Alter von 45 bis 74 Jahren besteht ausserdem Fuchs'sche Atrophie in mehreren Schichten von Nervenbündeln nach innen von der Peripherie, und zwar tritt dieselbe als mehr oder weniger schmaler Streifen oft sichelförmig in der Randzone der Nervenbündel und nach aussen von dem Septum begrenzt auf. In den 3 übrigen Fällen mit einem Alter von 44 bis 50 Jahren bestehen die eben beschriebenen Veränderungen auch noch an den central gelegenen Nervenbündeln. In der Hälfte meiner Fälle sind also die Erscheinungen der Fuchs'schen Atrophie auch im Innern des Sehnerven vorhanden, und zwar in den der Peripherie näher liegenden Schichten von Bündeln, während in einer ganz geringen Anzahl von Fällen auch noch centrale Bündel in derselben Weise verändert erscheinen. Die Beteiligung der inneren Nervenbündel an der genannten Atrophie ist also in den vorliegenden Fällen auffallend häufig, während Fuchs ähnliche Erscheinungen im Innern von nur einzelnen wenigen Sehnerven constatieren konnte. Ein Zusammenhang der Ausdehnung der Fuchs'schen Atrophie über den Querschnitt des Sehnerven mit dem Lebensalter lässt sich aus meiner Zusammenstellung übrigens nicht ableiten, indem eine allgemeine Verbreitung derselben über den Querschnitt des Sehnerven bei Leuten von 44 bis 50 Jahren angetroffen wird, und bei vielen Leuten von 60 bis 79 Jahren nur die Peripherie ergriffen ist. Schon Fuchs hat bezüglich der Atrophie der peripherischen Bündel darauf aufmerksam gemacht, dass die Entwickelung derselben bei den verschiedenen Individuen nicht mit derselben Schnelligkeit vor sich gehe und sehr verschiedene Grade erreiche. Ähnlich dürfte es sich vielleicht auch mit der Ausdehnung der atrophischen Veränderungen von der Peripherie nach dem Innern des Nerven hin verhalten. Worauf aber diese Verschiedenheiten der Entwicklung der Fuchs'schen Atrophie im Einzelnen beruhen mögen, lässt sich vor der Hand noch nicht endgültig entscheiden. Da nach Fuchs pathologische Verhältnisse des Gehirns und des Sehnerven selbst durch Änderungen des Lymphstromes die Entwicklung der genannten Atrophie begünstigen, so könnte man, was meine Fälle betrifft, auch an eine ähnliche Beeinflussung des Lymphstromes vielleicht vermittelst der krankhaft erweiterten Blutgefässe oder vermittelst der meist dabei an einer Stelle des Nerven vorhandenen atrophischen Processe denken. Bezüglich des Vorkommens ausgedehnter Fuchs'scher Atrophie in den Fällen der I und II Gruppe möchte ich hier nur noch hervorheben, dass sich zwischen beiden kein in die Augen fallender Unterschied zeigt. Es mögen aber ausser der Gefässerkrankung auch noch andere pathologische Momente bei den vorliegenden Fällen von Einfluss gewesen sein; denn in dem Fall XXIV fehlte die letztere bei Ausdehnung der Fuchs'schen Atrophie über die meisten Bündel des Nervenquerschnittes, während anatomisch paralytische Veränderungen des Gehirns und seiner Häute gefunden wurden. Ausgedehntere Untersuchungen über das Verhalten der Fuchs'schen Atrophie nach den verschiedenen Richtungen unter normalen und pathologischen Verhältnissen des Nerven resp. seiner Umgebung dürften wohl zur Klärung dieser Verhältnisse noch notwendig sein.

Bezüglich der Entwickelung der peripherischen Septen und Bündel dürften ebenfalls weitere Untersuchungen wünschenswert sein. Bemerken will ich in dieser Beziehung nur noch kurz, dass ich an Präparaten aus dem siebenten Monat des Foetallebens noch keine deutlichen Unterschiede in der Anlage der peripherischen und übrigen Bündel constatieren konnte, dass hingegen im neunten Monat und bei Neugeborenen, was auch schon Fuchs hervorgehoben hat, sich Unterschiede in der Grösse und Form der Bündel der Peripherie gegenüber den anderen geltend machen und die eigentümliche Lage der peripherischen Septen schon ersichtlich ist.

Litteraturverzeichnis.

1. Hertwig, Lehrbuch der Entwicklungsgeschichte des Menschen und der Wirbeltiere. Jena 1888.
2. Schwalbe, Lehrbuch der Anatomie der Sinnesorgane. Erlangen 1887.
3. Henle, Handbuch der systematischen Anatomie des Menschen. Braunschweig 1873 Bd. II, 1876 III, 1 und 1879 III, 2.
4. Michel, Lehrbuch der Augenheilkunde. Wiesbaden 1890.
5. Siemerling, Ein Fall von schwerer Neuropsychose, ausgezeichnet durch congenitale Anomalieen des Centralnervensystems. Charité-Annalen. XVII Jahrgang, S. 754.
6. Türck, Zeitschrift der K. K. Gesellschaft der Aerzte. 1852 S. 299.
7. Türck, Mitteilungen über Krankheiten der Gehirnnerven. A. a. O. 1855. S. 517—533.
8. Michel, Über einige Erkrankungen des Sehnerven. Archiv für Ophthalmologie. Bd. XXIII, 2 S. 220 (Zur Casuistik der sogen. Stauungspapille).
9. Michel, Das Verhalten des Auges bei Störungen im Circulationsgebiete der Carotis. Beiträge zur Ophthalmologie. Festschrift zu Ehren Prof. Horner's. Wiesbaden 1881.
10. Oppenheim und Siemerling, Die acute Bulbärparalyse und die Pseudobulbärparalyse. Charité - Annalen. XII Jahrgang, S. 331.
11. Bernheimer, Über Sehnervenveränderung bei hochgradiger Sclerose der Gehirnarterien. Archiv für Ophthalmologie. Band XXXVII, 2 S. 37 und 3, S. 263.
12. Fuchs, Die periphere Atrophie des Sehnerven. Archiv für Ophthalmologie. Band XXXI, 1 S. 177
13. Gegenbaur, Lehrbuch der Anatomie des Menschen. Leipzig 1888.
14. Merkel, Handbuch der topographischen Anatomie. Braunschweig 1885—90. Bd. I.
15. Raehlmann, Über ophthalmoskopisch sichtbare Erkrankung der Netzhautgefässe bei allgemeiner Arteriosclerose mit besonderer Berücksichtigung der Hirngefässe. Zeitschrift für Klinische Medicin. Bd. XVI.

16. Kronthal, Zur Pathologie der Höhlenbildung im Rückenmark. Neurologisches Centralblatt 1889. S. 573.

17. Rosenbach und Schtscherbak, Über die Gewebsveränderungen des Rückenmarks in Folge von Compression. Archiv für pathologische Anatomie und Physiologie. 1890. Bd. 122, S. 56.

18. Hirschberg und Cirincione, Über Drusen im Sehnervenkopf. Centralblatt für praktische Augenheilkunde. Bd. XV, S. 166.

19. Gurwitsch, Über hyaline Bildungen im Sehnervenkopf und in der Netzhaut bei Morbus Brightii. Centralblatt für praktische Augenheilkunde. Bd. XV, S. 225.

20. Purtscher, Drusenbildung im Sehnervenkopf. Centralblatt für praktische Augenheilkunde. Bd. XV, S. 292.

21. Knies, Die Beziehungen des Sehorgans und seiner Erkrankungen zu den übrigen Krankheiten des Körpers und seiner Organe. Wiesbaden 1893. S. 304.

22. Uhthoff, Untersuchungen über den Einfluss des chronischen Alkoholismus auf das menschliche Sehorgan. Berlin 1887.

23. Singer und Münzer, Beiträge zur Kenntnis der Sehnervenkreuzung. Sonderabdruck aus dem LV Bande der Denkschriften der mathematisch-naturwissenschaftlichen Klasse der Kaiserl. Akademie der Wissenschaften. Wien 1888.

24. Singer und Münzer, Beiträge zur Anatomie des Centralnervensystems, insbesondere des Rückenmarkes. Sonderabdruck aus dem LVII Bande der Denkschriften der mathematisch-naturwissenschaftlichen Klasse der Kaiserl. Akademie der Wissenschaften. Wien 1890.

25. Marckwort, Experimentelle Studien über Läsionen des Nervus opticus. Archiv für Augenheilkunde. Bd. X.

26. Siemerling, Ein Fall von gummöser Erkrankung der Hirnbasis mit Beteiligung des Chiasma nervorum opticorum. Archiv für Psychiatrie und Nervenkrankheiten. Bd. XIX.

27. Schmidt-Rimpler, Fall von corticaler Hemianopsie mit secundärer Opticusatrophie. Archiv für Augenheilkunde. Bd. XIX.

28. v. Monakow, Experimentelle und pathologisch-anatomische Untersuchungen über die optischen Centren und Bahnen. Archiv für Psychiatrie und Nervenkrankheiten. Bd. XX und XXIII.

29. Moeli, Veränderungen des Tractus und Nervus opticus bei Erkrankungen des Occipitalhirns. Separatabdruck aus dem Archiv für Psychiatrie und Nervenkrankheiten. Bd. XXII.

Erklärung der Abbildungen.

Tafel I.

Fig. 1. Vergr. 20. Normaler Sehnerv im Foramen opticum mit der Arteria ophthalmica o). Nervenbündel sämtlich mehr oder weniger rund oder polygonal. (Ungefärbter Schnitt. Glycerineinschluss.)

Fig. 2. Vergr. 20. Fall X. Linker Sehnerv hinter dem Foramen opticum. Allgemeine Abplattung des Sehnerven, unten breite Einbuchtung (a) entsprechend der erweiterten Carotis, Abplattung centraler darüberliegender Nervenbündel in leichtem Bogen um die Einbuchtung, Verschmälerung ihrer Septen, atrophische Erscheinungen an einzelnen Bündeln (hellere Färbung). (Pal mit Boraxcarmin.)

Tafel II.

Fig. 3. Vergr. 20. Fall XIII. Rechter Sehnerv dicht hinter dem Foramen opticum. Unten, mehr nach innen, tiefe Einkerbung (a) entsprechend der erweiterten Arteria ophthalmica, Abplattung der darüberliegenden centralen und einzelner nach dem unteren Rand hin liegender Bündel in der Richtung eines Bogens um die Kerbe mit Verschmälerung der zwischen ihnen liegenden Septen; atrophische Erscheinungen in einzelnen abgeplatteten Bündeln (hellere Färbung). (Pal mit Boraxcarmin.)

Fig. 4. Vergr. 20. Fall XVII. Linker Sehnerv dicht hinter dem Foramen. Entsprechend der Erweiterung und Verkalkung der unter ihm liegenden Carotis allgemeine Abplattung des Nerven und seiner centralen Bündel annähernd in leichtem Bogen. Entsprechend der erweiterten Ophthalmica Einbuchtung unten innen (a) und darüber stärkere Abplattung der in stärkerem Bogen um die Einbuchtung ziehenden centralen und benachbarten Bündel, sowie mehr oder weniger deutliche atrophische Erscheinungen an einzelnen Bündeln. (Pal.)

Tafel III.

Fig. 5. Vergr. 20. Fall XVIII. Linker Sehnerv innerhalb des Foramen opticum. Unten aussen von der Mitte tiefe Einkerbung (a) entsprechend der daselbst gelegenen erweiterten Arteria ophthalmica (o). Darüber starke Abplattung der centralen und nach aussen davon liegenden Bündel der äusseren Nervenhälfte in der Richtung eines der Kerbe entsprechenden Bogens mit Verschmälerung und teilweiser Aneinanderlagerung der Septen und vollständiger Atrophie der centralen abgeplatteten Bündel. (Hämatoxylin-Alaun-Eosin.)

Fig. 6. Vergr. 15. Fall XXI. Linker Sehnerv im Durchschnitt dicht hinter dem Foramen opticum über der erweiterten und verdickten Arteria ophthalmica (o) und der gleichfalls erkrankten Carotis (c). Entsprechend letzterer leichte Abplattung des Gesamtnerven. Über ersterer tiefe Einbuchtung der mittleren Sehnervengegend und Abplattung sämtlicher über derselben liegenden Nervenbündel in der Richtung eines Bogens um das erkrankte Gefäss. Vollständiger Schwund der nervösen Elemente in einer vertical über der Einbuchtung gelegenen Zone von abgeplatteten Bündeln. Deutliche Verschmälerung der Septen zwischen den abgeplatteten Bündeln. (Ungefärbter Schnitt. Glycerineinschluss.)

Tafel IV.

Fig. 7. Vergr. 20. Fall XXI. Linker Sehnerv etwa in der Mitte zwischen Foramen opticum und Chiasma. Äussere Hälfte etwas abgeplattet entsprechend der dilatierten Carotis, welche in der Gegend von c lag. Mittlere atrophische Zone oben von dreieckiger Gestalt und mit eingesunkenem Rande, nach unten als schmaler Streifen sichtbar (aufsteigende Atrophie). Nach innen von letzterem leichte Abplattung einer Gruppe centraler Bündel. (Marchi, Pal, Boraxcarmin.)

Fig. 1.

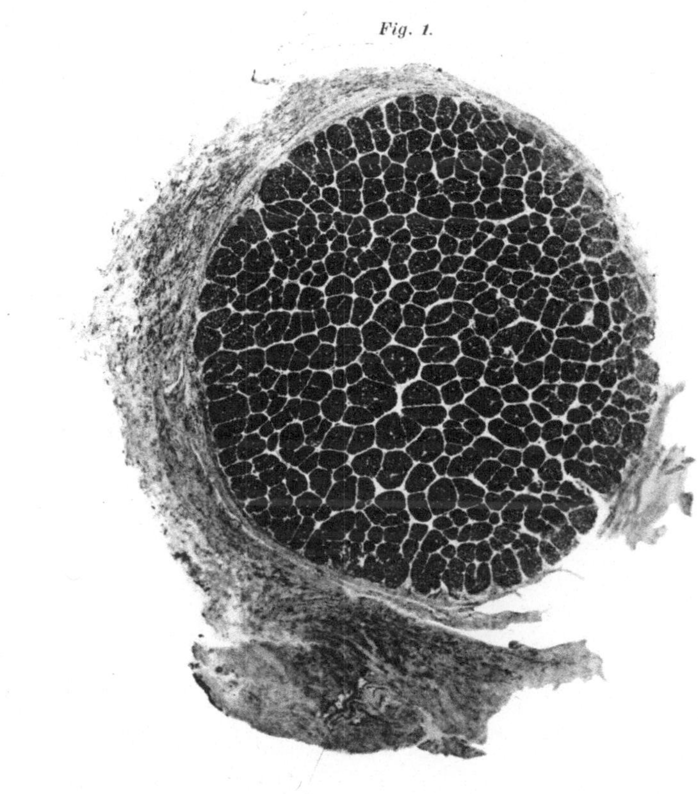

Fig. 2.

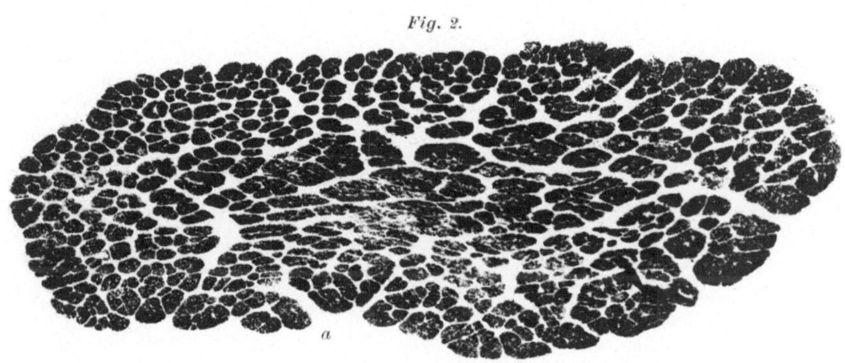

Verlag von Julius Springer in Berlin. Lichtdruck von Alb. Frisch in Berlin.

Fig. 3.

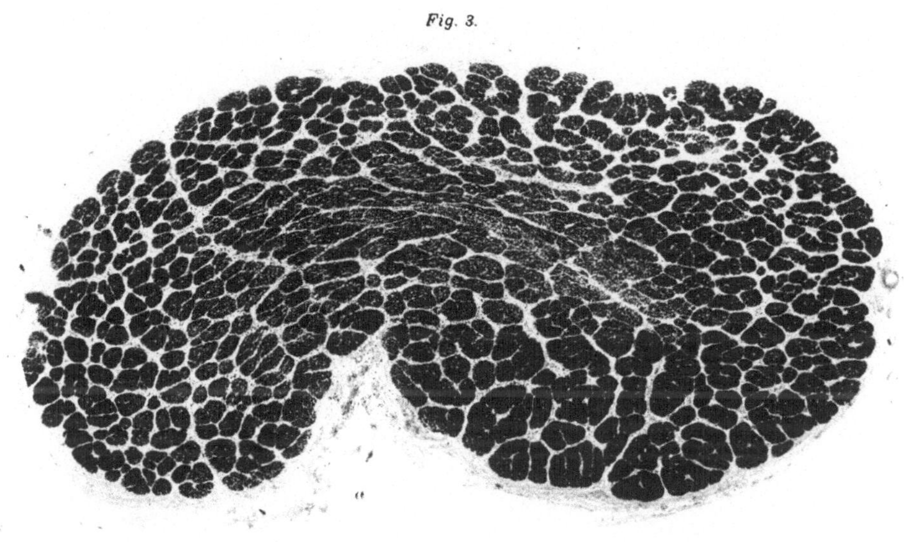

Fig. 4.

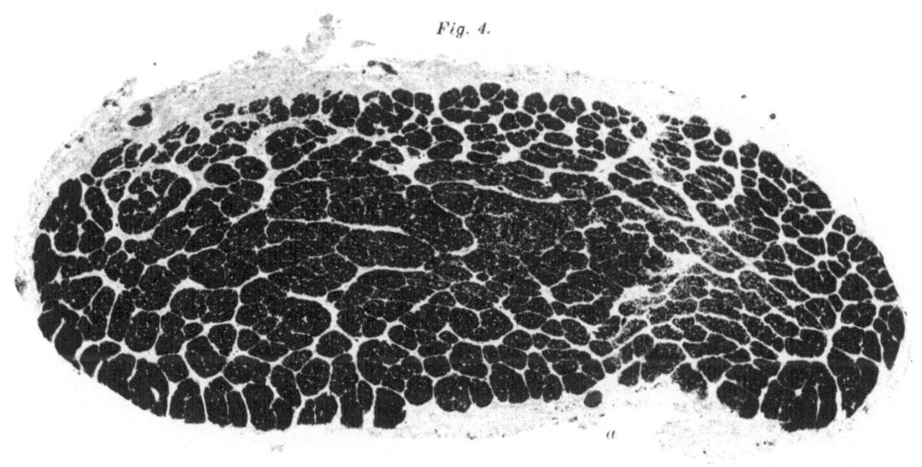

Verlag von Julius Springer in Berlin. Lichtdruck von Alb. Frisch in Berlin.

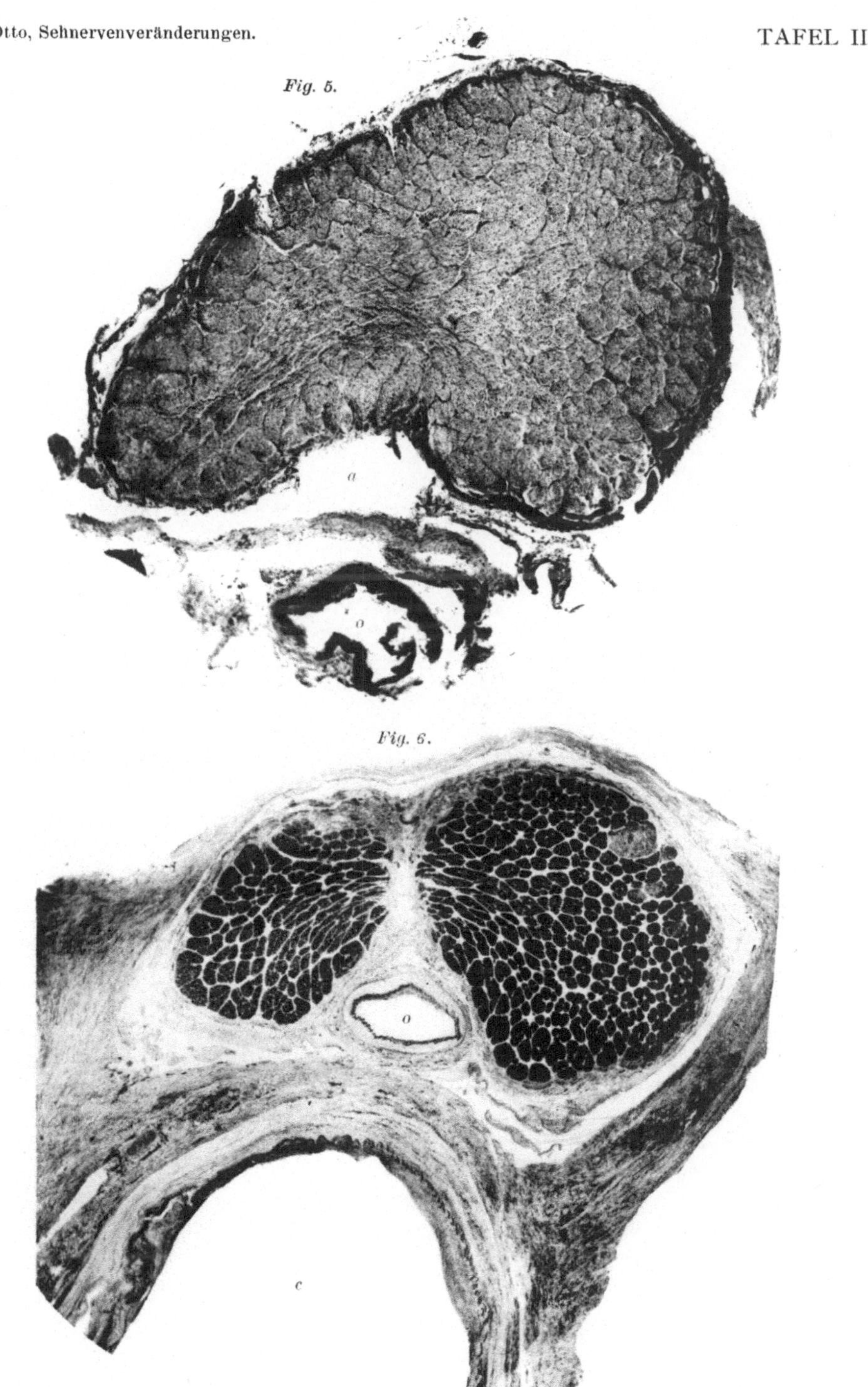

Verlag von Julius Springer in Berlin. Lichtdruck von Alb. Frisch in Berlin.

Fig. 7.

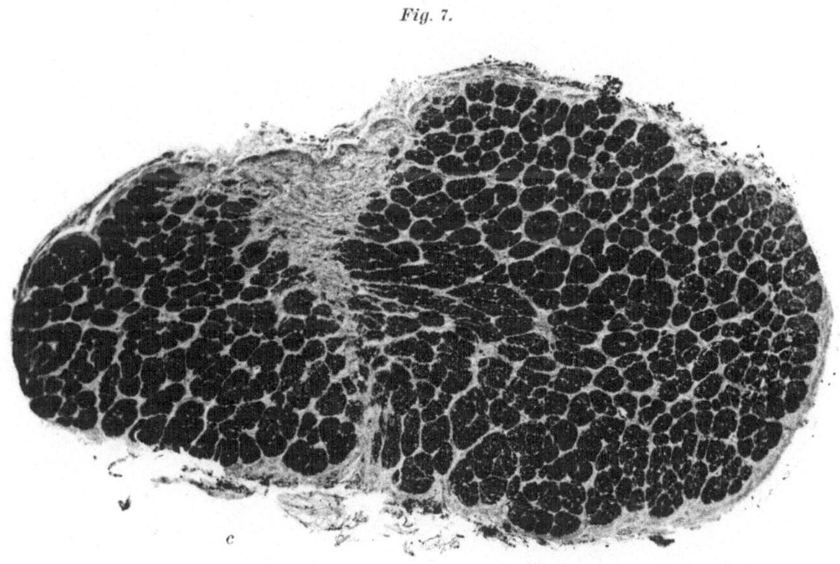

Verlag von Julius Springer in Berlin.

Lichtdruck von Alb. Frisch in Berlin.